陈修园

著

林庆祥

点校

俞慎初

审阅

金匮要略浅注

中医启蒙经典·名家校注南雅堂陈修园医书

海峡出版发行集团
THE STRAITS PUBLISHING & DISTRIBUTING GROUP | 福建科学技术出版社
FUJIAN SCIENCE & TECHNOLOGY PUBLISHING HOUSE

图书在版编目（CIP）数据

金匮要略浅注 /（清）陈修园著；林庆祥点校. —福州：
福建科学技术出版社，2019.10
（中医启蒙经典·名家校注南雅堂陈修园医书）
ISBN 978-7-5335-5906-9

Ⅰ.①金… Ⅱ.①陈…②林… Ⅲ.①《金匮要略方
论》-注释 Ⅳ.①R222.32

中国版本图书馆CIP数据核字（2019）第094754号

书　　名	金匮要略浅注
	中医启蒙经典·名家校注南雅堂陈修园医书
著　　者	陈修园
点　　校	林庆祥
审　　阅	俞慎初
出版发行	福建科学技术出版社
社　　址	福州市东水路76号（邮编350001）
网　　址	www.fjstp.com
经　　销	福建新华发行（集团）有限责任公司
印　　刷	福州德安彩色印刷有限公司
开　　本	700毫米×1000毫米　1/16
印　　张	13.75
字　　数	184千字
版　　次	2019年10月第1版
印　　次	2019年10月第1次印刷
书　　号	ISBN 978-7-5335-5906-9
定　　价	32.00元

书中如有印装质量问题，可直接向本社调换

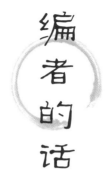

编者的话

　　陈修园（1753—1823），福建古代名医之一，其善于继承整理古典医籍，功力深厚，涉猎广泛，博采众长，学术上医文并重，法古而不泥古，继承创新并举。他注疏经典，启迪后人，是一位中医科普大家和卓越的教育家。

　　此套16种陈修园医书（原丛书名为"新校注陈修园医书"）自20世纪80年代由我社出版以来，深受广大中医爱好者和海内外中医界同仁的喜爱，同人脍炙，梨枣再易，总印数达50多万册，并先后荣获首届全国优秀医史文献图书暨中医药工具书银奖、全国首届古籍整理图书三等奖等多项省部级与国家级奖项。为了更好地阐发其学术价值，增强可读性，此次按现行编辑规范全面重新审读和梳理，定名为"中医启蒙经典·名家校注南雅堂陈修园医书"。

与其他陈修园医学丛书不同的是，本套丛书校注者不乏闽派著名临床医家、医史学家、我国首批 500 名老中医专家，他们中有原福建中医学院院长俞长荣、享医史界"南俞北马"之誉的"南俞"俞慎初教授、五世医家的林庆祥中医师。其次，此套丛书校注既遵从医古文规范精妙到位，又贴合临床，从临床角度多有发挥，更切实用性与启发性。为了凸显本套丛书的校注特色，我们基本还原和保留了校注者的校注原貌。

值此丛书问世之际，我们深切怀念"新校注陈修园医书"的倡导者、组织者、策划者——我国已故著名中医学家、医史大家俞慎初教授。此次，由俞慎初之女、"新校注陈修园医书"原责任编辑、我社原副社长副总编辑俞鼎芬编审组织联系，我们再次探访了几位校注者。在重新整理此丛书的过程中，我们深为老一辈中医药专家对中医事业的认真执着、无私奉献和不懈追求的精神所感动。他们的精神永远铭刻在我们心中，并激励着后人求索奋进。

由于原版书校注年代久远，经过多方努力，仍无法与所有校注者一一取得联系，望校注者或其亲属看到此套丛书后尽快与我社联系，我们将按有关规定寄赠样书并付稿酬。

再次感谢为此套丛书出版倾注大量心血的前辈们！

编者

2019 年 5 月

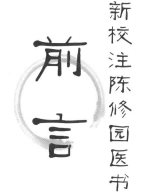

前言

陈修园（1753—1823），名念祖，福建长乐人。他学识渊博，医理精湛，不仅是一位富有创见的医学理论家和医术超群的临床家，同时也是一位杰出的中医科普作家。

陈氏热爱祖国医学，以继承、发扬这一宝贵的民族文化遗产为己任，孜孜不倦地为之奋斗终身。他对古典医籍的钻研，功力深厚，涉猎广泛，并博取众长，结合个人实践体会，写出许多著作，因而自成一家。特别可贵的是，他不鄙薄貌似浅易的中医普及工作，数十年如一日，本着"深入浅出，返博为约"的精神，采用通俗易懂的文字，阐释古奥艰深的中医学理，为后学者开启了升堂入室的方便之门。

陈氏著作颇多，业经肯定的有《神农本草经读》《时方歌括》《时方妙用》《医学三字经》《医学实在易》《医学从众录》《伤寒论浅注》《金匮要略浅注》《伤寒真方歌括》《金匮方歌括》《长沙方歌括》《景岳新方八阵砭》《灵素集注节要》《女科要旨》《十药神书注解》《伤寒医诀串解》等十六种，包括了从基础到临床，从入门、普及到提高等方面的内容，体现了陈氏的理论、心法和经验。其文字质朴洗炼，畅达优美，歌诀音韵，脍炙人口；其内容深入浅出，切于实用。有人称道他的文章是"连篇累牍而不繁，寥寥数语而不漏"。他的著作，一百多年来流传广泛、影响深远，成为中医自学与教学的重要书籍。

因此，搜集、整理陈氏的医学论著，并加以发扬光大，是中医学术界一项责无旁贷的任务。为此，我们选择了陈修园著作的适当版本，进行了校勘、注释和标点断句，并由福建科学技术出版社分册出版。

祖国医学在漫长的历史发展过程中，虽然几经摧残，但仍人才辈出，代有名家，经验日益丰富，理论不断发展。此中道理，值得探讨。我们希望通过陈修园著作的校注出版，有助于更好地，全面、系统、深入地研究陈氏的学术成就和学术思想；有助于探索中医名家的成长道路，摸索中医人才的培养规律；同时，也给中医临床、教学、授徒与自学提供一份宝贵的参考资料。

然而，由于时代的局限和遵古太甚，陈氏对于祖国医药学的发展，难免认识不足，对持不同学术观点医家的批评，未免失之过激，这是学习、研究陈修园学术思想时应该注意的问题。

中华全国中医学会福建分会
"新校注陈修园医书"校注组
1981 年 8 月

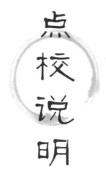

点校说明

一、本书以清嘉庆本衙本为底本，并参考人民卫生出版社1972年出版的《金匮要略方论》及各种有关版本，进行校勘。

二、本书卷次、篇章排列依照《金匮要略》及中医古籍整理的相关规范进行整理排序。底本为繁体字竖排，现改为简化字横排。底本中的双行小字，今统一改为单行小字。排式变更造成的文字含义变化予径改，如"右"改为"上"，并采用现代标点。

三、凡底本无误，校本有误的，不改不注。底本引文虽有化裁，但文理通顺又不失原意者，不改不注。唯底本有误或引文改变原意时，方据情酌改，或仍存其旧，并酌情出注说明。

四、底本中的异体字、通假字、古今字，或改为简化字，或保留底本原字，并酌情出注。若显系笔误或误用字，则径改，不出注。

五、底本中某些中药名和中医专业术语具有时代特色，故中药名和中医专业术语与今通行名不同者，为保留古书原貌和时代特色，不作修改。

六、底本中疑难字句、冷僻字及重要特殊术语等，酌情简要出注。

七、为保留古书原貌，底本观点及理论不作任何删改，药物剂量亦采用旧制，个别当今已禁用或改用替代品的药物也未作改动，请读者注意甄别。

八、原文第一篇至第二十二篇均出于张仲景《金匮要略》原本。第二十三篇杂疗方以下，前贤认为是宋人所续，清代以来诸多注家尽皆删去。陈修园欲删而未删，"故存其说"，不加一字注解。

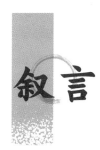

叙言

余奉讳里居，每婴痁疾，偶念方书，茫无津浚。因叹前贤如坡公沈存中辈，皆明于医理，用以济世利物，其不效者，特格物未至耳。吴航陈修园先生，精岐黄术，以名孝廉宰畿辅，晚归里中，与先大夫结真率会，余尝撰杖侍坐，聆其谈医，洞然有一方见垣之眼。窃谓近世业医者，无能出其右也。令先生捐馆数年矣，令嗣灵石传其业，世咸推重焉。

先生生前所刻医书若干种已传海内，今复读其《金匮要略浅注》一十卷，明显通达，如眡诸掌，虽王叔和之阐《内经》不是过也。灵石又遵庭训，为《金匮歌括》六卷取韵语之便于记诵，附以行世，犹先生志也。昔范文正公有言：不为良相，则为良医。先生在官在乡，用其术活人，岁以千百计。况著书以阐前人之旨，为业医者之锁橛，其功岂浅鲜哉！

灵石以序见委，余固不知医，然窃愿为医者讲明其理，庶有以济世利物而勿误人于生死之交也。是为序。

道光十年岁次庚寅仲春望后愚侄林则徐　拜撰

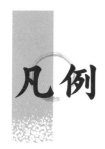

凡例

一 金匮为仲景治杂病之书，其深文奥义与《伤寒论》同。近医崇其名而亡其实，能发明之者绝少。然圣人之道，千古常昭，自唐宋以来，医书汗牛充栋，庸庸者易论，其中有可观者不下十余家。虽不可谓得仲景之真传，而间有善悟暗合者，亦有千虑一得者，散之各书，难以参考。今取各书之菁华，约为小注，即于《金匮》本文中另以小字条贯之。凡本文中所有之义，既无漏而弗详；本文所无之义，不敢妄添蛇足。又于各节之虚字，寻绎其微妙之旨而畅达言之，所谓读于无字处也。

一 予所刻各种，原以补前人所未备，非务博也，亦非有意求新也。而海内诸君子，许可者虽多，而畏其难而思阻者亦复不少。惟《伤寒论浅注》与此书，字字皆前贤所已言，语语为中人所共晓。盖二书本深深而深之旨反晦矣，故于"浅"之一字加之意焉。

一 《金匮要略》，赵以德、胡引年、程云来、沈自南、喻嘉言、徐忠可、魏念庭、尤在泾辈所著之书盛行于海内，凡业医者无有不备。余即于书中取其能发挥本文之旨者，重订而收录之，以为迎机之导。至于囿于气习处，惑于异说处，逞其臆见处，前后不相贯通处，不得不为之改正。然改正处以《素问》《灵枢》为主，以《难经》为辅，以《千金》《外台》等书而推广之，以各家诸刻而互参之，必求其与仲师本章本节上下节有阐发无滞碍者，然后注之，是则予之苦心也夫。

— 予注是书将半，二儿元犀到直，余命其仿《伤寒论》各方歌括体例韵注续成六卷，余重加改正歌解颇明，记诵颇便，命录附于卷后。

— 《金匮要略》自第一篇至第二十二篇皆仲景原本，二十三篇以后前贤谓为宋人所续，注家多删之。余向著《金匮读》四卷亦删之，严朱紫之辨也。兹刻仍宋本之旧录，其本文不加注解而分别之。

— 原文有附方，云出《千金》《外台》诸书，似属后人赘入。然方引药味颇亦不凡，或原为仲景所制，因述彼习用之书名今悉如徐镕傅本附列，但亦不加注解以分别之。

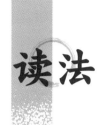

读法

— 《金匮要略》，仲景治杂病之书也，与《伤寒论》相表里。然学者必先读《伤寒论》，再读此书，方能理会。盖病变无常，不出六经之外。《伤寒论》之六经，乃百病之六经，非伤寒所独也。《金匮》以《伤寒论》既有明文，不复再赘。读者当随证按定六经为大主脑，而后认证处方，才得其真谛。

— 论中言脉，每以寸口与趺阳、少阴并举，又自序云：按寸不及尺，握手不及足，人迎、趺阳三部不参等语是遍求法，所谓撰用《素问》九卷是也。然论中言脉，不与趺阳、少阴并举者，尤多是独取寸口法，所谓撰用《八十一难》是也。然仲景一部书，全是活泼泼天机。凡寸口与趺阳、少阴对举者，其寸口是统寸关尺而言也；与关尺并举者，是单指关前之寸口而言也。然心荣肺卫应于两寸，即以论中所言之寸口，俱单指关前之寸口而言，未始不可也。且足太溪穴属肾，足趺阳穴属胃，仲景用少阴、趺阳字眼，犹云肾气胃气。少阴诊之于尺部，趺阳诊之于关部，不拘拘于穴道上取诊亦未始不可也。然而仲景不言关尺，止言少阴、趺阳，何也？盖两寸主乎上焦，荣卫之所司，不能偏轻偏重，故可以概言寸口也。两关主乎中焦，而脾胃之所司，左统于右，若剔出右关两字，执着又不该括，不如止言趺阳之为得也。两尺主乎下焦，两肾之所司，右统于左，若剔出左尺两字，执着又不该括，不如止言少阴之为得也。至于人迎穴，在结咽为阳明之动脉，诊于右关更不待言矣。而且序言指出三部二字，醒出论中大眼目，学者遵古而不泥于古，然后可以读活泼泼之仲景书。

一　《金匮》所载之证，人以为不全，而不知其无微弗到，何也？人人所共知者，不必言也，所言者，大抵皆以讹传讹之证。中工所能治者不必论也，所论者无一非起死回生之术。书之所以名为《要略》者，盖以握要之韬略在此也。谓为不全，将何异乎坐井观之也。

一　读《金匮》书，读其正面，必须想到反面，以及对面、旁面。寻其来头为上面，究其归根为底面，一字一句，不使顺口念去。一回读，方得个一番新见解，愈读愈妙。读《周》《易》及熟于宋儒说理各书者，更易发明。余治举子业，凡遇理致题，得邀逾分许可者，半由得力于此。

一　风寒暑湿燥火六气为病，《金匮》惟以风寒括之者，盖风本阳邪，寒本阴邪，病总不离阴阳二气，故举此二邪为主而触类引而伸之。而推究其表里、阴阳、虚实、标本，常交之道，如罗经既定，子午而凡，各向之正针兼针，一目了然。

一　《金匮》合数证为一篇，当知其妙，如痉湿暍合为一篇者，皆为太阳病；百合狐惑阴阳毒合为一篇者，皆为奇恒病；中风与历节合为一篇者，皆言风邪之变病；血痹虚劳合为一篇者，皆言气血之虚病。惟咳嗽证，一与肺痿肺痈上气合篇，多系燥火之病；一与痰火合篇，多系寒饮之病，二咳流同而源则异。寒疝与腹满宿食各为一篇，皆为腹中之病；狐疝与跌蹶动肿转筋蛔虫合为一篇，皆为有形之病，二疝名同而实则异，其间无所因袭而自为一类者，不过疟瘅等症而已。凡合篇各症，其证可以互参，其方亦或可以互用，须知以六经钤百病，为不易之定法，以此病例彼病，为启悟之捷法。

一　标本之说，唐宋后医书多混用。此字眼今则更甚，大抵以五脏为本，六腑为标；以脏腑病为本，六气病为标；以温方、补方为治本之法，以汗吐下清等方为治标之法。此说一行，而医道晦矣。须知标本中气说本《内经》。《经》云：少阳之上，火气治之，中见厥阴；阳明之上，燥气治之，中见太阴；太阳之上，寒气治之，中见少阴；厥阴之上，风气治之，中见少阳；少阴之上，热气治之，中见太阳；太阴之上，湿气治之，中见阳明。所谓本也，言风寒湿热燥火为本。本之下，中之见也；言阴阳表里相通互为中气。见之下，气之标也，言三阴三阳为标。又云：少阳太阴从本，少阴太阳从本。从标，阳明厥阴不从标本，从乎中也，其说详于《伤寒论浅注》首卷。学者当以《内经》为体，以仲景书为用，如流俗所言标本，切不可附和其说而为有识者笑。

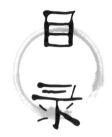

目录

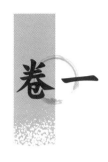

卷一

汉　　张仲景　　　原文
闽长乐　陈念祖修园　集注
男　　蔚古愚
　　　元犀灵石　　同校字

脏腑经络先后病脉证第一

问曰：上工治未病^[1]，何也？师曰：病不外邪正虚实，邪气盛则实，正气夺则虚，是邪正统于虚实中也。夫上工治未病者，见肝邪之为实病，知已病之肝必传未病之脾，当先实脾^[2]。若春之三月，夏之六月，秋之九月，冬之十二月，四季脾王不受邪^[3]，即勿补之；所以然者，脏病惟虚者受之，而实则不受，脏邪惟实则能传，而虚则不传也。中工不晓邪实则相传^[4]，见肝之病不解，先实未病之脾，惟治其肝，不防其传也。夫肝虚之病，补其本脏之体则用酸^[5]，《经》云：木生酸，酸生肝，遂其曲直之性也，

〔1〕上工治未病：上工，即古代对技术精良的医生的称谓。治未病，即"治于未病"，指在未病变时重视预防。

〔2〕实脾：即调补脾脏。

〔3〕四季脾王：王，同"旺"，即一年当中脾气旺盛的季节。据陈氏原注，四季脾王是指春之三月，夏之六月，秋之九月，冬之十二月。

〔4〕中工：古代对具有中等医疗技术的医生的称谓。

〔5〕补用酸：酸味入肝，肝虚当补之以本味，所以补用之。

补之犹恐不及，则用助，助其阳必用焦热之药，使心旺而气感于肝也，助其阴必以苦[1]，用苦寒之药，养心液之不足，泄君火之有余，则术得其养矣。助之犹恐不足，以用益。益用甘味之药调之。盖稼穑作甘[2]，则用培土升木之法，其法悉备于乌梅丸之中也。若中工不解，误以酸入肝，焦苦入心，甘入脾，三句为克制之治，然则肝虚正治之法，当从何处求之？以下十二句，是述中工之误，以为补脾能伤肾，肾气微弱则水不行，水不行则心火气盛，则伤肺；肺被伤，则金气不行，金气不行则肝气盛，则肝自愈，以此治肝补脾之要妙也。然则上工治肝虚之病则用此酸甘焦苦之药，按调补助益之妙法，若治肝实之病则不在治肝虚之例可用之。《经》曰[3]："无虚虚，无实实，补不足，损有余"。是其义也。余脏准此。余脏，他脏也。实者，防其传，先治其未病之脏；虚者，补其虚，求本脏之体用。遵《经》旨而治之，则得矣。

　　此论五行之理，以次而传，别中上二工之治，学者当审其虚实，而分其治法焉。

　　按：肝阴脏，论标本，挟心包之火；论表里，含少阳之气，故恶燥而复喜暖。治之法，补用酸者，肝属木，木生酸，酸生肝，补本脏之体，顺曲直之性也。助用焦苦者，焦药性温，入心，俾心气旺而感于肝也。如木得阳春之气，则欣欣向荣矣。过暖则为热，如盛夏溽暑熏蒸[4]，枝垂叶萎，故必作以苦寒之药，入心以清其火，养液以维其阳[5]，阴长阳潜，木得遂其条达之性矣。肝苦急，与甘味以缓之，为调肝补土之义也。以下脾能伤肾十二句，是述中工误认克制之说，以为治肝补脾之要妙，故复申之曰：肝虚则用此法，此字指调补助益而言。又曰：实则不在用之。言实者，当防其传，不在补虚之例，此仲师虚实并举之旨，以明正治之法也。又引《经》而证之曰："虚虚实实，补不足，损有余。"是其义也。汉文古奥，注家往往多误。

　　男元犀按：肝与胆同居，体阴而用阳，借胆火以为用，故《内经》不从

<hr />

〔1〕助用焦苦：焦苦入心，心为肝之子，子能令母实，所以助用焦苦。

〔2〕稼穑（sè 色）：种植和收割，泛指农业劳动。这里意指谷物。

〔3〕《经》：指《难经》。

〔4〕溽（rù 入）暑：夏天潮湿而闷热的气候。

〔5〕维其阳：维护阳气之意。

标本，而从中见。《金匮》助用焦苦者，焦苦俱入心而亦主火为用，其义一也。实者降其火，用其用；虚者补其火，助其用，别其用之不同也。知肝传脾者，肝属厥阴巽木[1]，脾属太阴坤土[2]，以阴传阴，侮其所胜之义也。本节先君小注中，实出乌梅丸一句，取厥阴全体之治，于群书无字中会出，是文家化境也。按《厥阴篇》：消渴，气上撞心，心中疼热，饥而不欲食，食则吐蛔，下之利不止，以及便血、吐脓、烦呕、厥热等证，立乌梅丸一方，降逆止利，顺接阴阳法，破阴行阳，为传转法，借以调肝实脾，以明体用之妙也。夫以体用言之，方用乌梅，酸平入肝，纳气补其体；当归苦温，入肝养血而通经，俾气血调而木得遂矣；人参甘寒，益脾中之阴；干姜苦温，补脾中之阳，令阴阳和则脾健，而邪不能侵矣；黄连、黄柏苦寒入心降火，降炎上之火，以温下寒，此为用其用也；蜀椒、桂枝焦辛入心，补阳气，散寒水，令心君旺，而下交于肾，此为助其用也；妙在细辛之辛香，交通上下，领诸药环转周身，调气血，通络脉，以运其枢；附子入肾，镇浮阳，暖水脏，以固其根。味备酸甘焦苦，性兼调补助益，统厥阴体用而并治之，则土木无忤矣[3]。中工不晓此理，以补土制水，纵火刑金，则是治一脏而殃及四脏，恶在肝虚之治法哉！

　　夫人禀五常[4]，日在五气之中，而实因风气而生长[5]，风即气，气即风，所谓人在风中而不见风是也。风气虽能生万物，亦能害万物，如水能浮舟，亦能覆舟。若五脏得和风，则元真通畅[6]，其呼吸出入间，徐疾有度，上下得宜，人即安和。否则一失其和，则为客气邪风[7]，中人多死。然风有轻重，病有浅深，虽千般疢

---

〔1〕巽（xùn 逊）木：巽为八卦之一，代表风。意指足厥阴为肝木之脏，主风。

〔2〕坤土：坤为八卦之一，代表地。意指足太阴为脾土之脏，主湿。

〔3〕忤（wǔ 武）：违反，抵触。

〔4〕五常：五常即五行，指木、火、金、土、水。中医认为五行是人类和万物生存不可缺少的五种物质元素。

〔5〕风气：指自然界的气候，即四时气候的概括。

〔6〕元真：真气和元气的简称。

〔7〕客气邪风：外至曰客，不正曰邪，指能令人致病的不正常的气候。

难[1]，总计不越三条：一者，中虚人经络受邪入脏腑，为内所因也；二者，中实人脏腑不受，惟外体四肢九窍，血脉相传，壅塞不通，为外皮肤所中也；三者，房室金刃，虫兽所伤。非由中外虚实感召其邪，是为不内外因也。以此详之，病由以此三条而都尽。若人能养慎，不令邪风干忤经络，适中经络，未流结脏腑，即以发汗和解之法医治之，则内因之病可免也。四肢才觉重滞，即导引吐纳[2]，针灸膏摩[3]，勿令九窍闭塞。则外因之病可解也。更能无犯王法[4]，禽兽灾伤，房室勿令竭之。此不内外之因可免也。凡服食节其冷热苦酸辛甘[5]，各适其宜，不遗形体有衰，病则无由入其腠理。腠者，是一身之空隙，三焦通会元真之处[6]；理者，是合皮肤脏腑内外井然不紊之义理也。

此以风气二字，提出全书之大主脑也。上论肝病，按虚实体用之治法，为开宗第一义，可知独重者在此。此节即畅发之，风气二字宜串讲，切不可泥旧注以八风六气板之也。六气之害人，在风尤为亲切，但五气有损无益，风则生长因之。《内经》云：风生木，木生肝。又云：神在天为风。又云：大气举之。佛经以风轮主持天地，人得风气以生，日在风中而不见风，鼻息出入，顷刻离风即死。可知人之所以生者，风也。推而言之，木无风，则无以遂其条达之情；火无风，则无以遂其炎上之性；金无风，则无以成其坚劲之体；水无风，则潮不上；土无风，则植不蕃。书中切切以风为训，意者，和风一布，到处皆春矣。所患者，风失其和，即为客气邪风，所以特立三因

〔1〕疢（chèn 趁）难：即疾病。

〔2〕导引：古代的一种健身方法。唐代王冰谓："导引，谓摇筋骨、动肢节。"
以此达到行气活血，除劳去烦目的。 吐纳：是调整呼吸的一种养生却病方法。

〔3〕膏摩：是用药膏来摩擦体表一定部位的一种外治法。

〔4〕无犯王法：王法即国家法令。无犯王法，是谨言慎行、遵守国法、免受刑伤之意。高学山注释为："王法即上义金刃而广之，如鞭扑苔杖之类。"

〔5〕服食：即衣服饮食。《灵枢·师传篇》："饮食衣服亦欲适寒温。"

〔6〕元真之处：高学山注《金匮要略》第一页在本句下有"为气血所清"五字，当是陈氏脱漏。

救治之法。考后贤陈无择《三因方》[1]，以六淫邪气所触，病从外来者为外因；五脏情志所感，病从内生者为内因；饮食房室，跌扑金刃所伤，不从邪气情志所生者，为不内外因。而不知仲景以客气邪风为主，故不以外感内伤为内外，而以经络脏腑为内外也。

问曰：病人有气色见于面部，愿闻其说。师曰：鼻者，明堂也。明堂光泽则无病；若鼻头色青，为木郁克土。故腹中疼，又若冷者，为亡阳，主死；鼻头色微黑者，为脾负而肾气胜之，为有水气[2]；色黄者，脾病而生饮，为胸上有寒[3]；色白者，《经》云：白为寒。又云：血脱者色白。若非寒即为亡血也；设色见微赤，而非夏月火令，而见秋月金旺之时者死；再验之于目，目虽肝之开窍，而实五脏精华也。其目直视正圆不转者痓，属阴绝阳强，为不治；又目色青为血凝注而不流，故主痛；目色黑为劳，劳则伤肾是也；色赤为风，风为阳邪也；目色黄者便难，脾病不运也；目色鲜明者，有留饮[4]。《经》云：水病人，目下有卧蚕，面目鲜泽也。

此言医家之望法也。通面周身，俱有色可察，仲景独取之鼻与目者，示以简要也。

师曰：闻声之法，《内经》言之甚详，然握其大要，亦不过上中下三者而已。病人常则语声寂寂然[5]，少阴主静之象也；猝则喜惊呼者，厥阴肝木，在志为惊，在声为呼，病在肝肾，为骨节间病；此闻声而知其为下焦病也。声虽有五脏之分，而皆振响于肺金，而转运于心苗，心苗者，舌也。今语声暗暗然不彻者[6]，为心膈间病；《内经》谓："中盛满，气胜伤恐者，声如从室中言，是中气之湿也。"此闻声而知其为中焦病。语声啾啾然[7]，细而仍长者，为头中病。此闻声而知其为上焦病也。

---

〔1〕陈无择：南宋人。著有《三因极一病证方论》，依据《金匮要略》的病因分类，进一步阐明病因为三因学说。

〔2〕水气：指水气病。

〔3〕寒：指脾虚停饮不化引起的寒饮。

〔4〕留饮：谓痰饮留聚不化。

〔5〕寂寂然：谓病人安静无声。

〔6〕暗（yīn 因）暗然：形容声音低微而不清彻。

〔7〕啾啾然：形容声音细小。

此言医家闻法也。大要在此，学者由此一隅而三反可矣[1]。

师曰：闻声辨及呼吸，微矣。然合呼吸而辨之，不如分辨其呼之若此又若彼，吸之若此又若彼，微而又微矣。兹先就其呼之多而不与吸并言者，征其息[2]。息出不顺，至于摇肩者[3]，为心胸中邪气实坚[4]；息出引胸中上气者，为肺气不降而作咳；息出时有痰沫阻遏，不容气返之势而张口短气者，为肺痿吐沫。

此节合下节言闻法之最细者，先于呼吸出入之气，而辨其病之在上在下，为实为虚也。徐忠可曰：此节三者，全于呼而认其病之在心肺也。然竟不言呼而曰息者，盖王气虽大，中无小还，不能大呼。故揭出"摇肩，息引，张口"六字，而病之在呼者宛然，然不得但言呼也。

师曰：再言其吸，若病人吸气不得下行而轻微急数，审其腹满便硬，阻之于中，其吸气止到中焦即返，其病在中焦，实也，当下之，令实去气通则愈；若中焦实而无气虚者，不下之则无以泄其实，而机缄息，竟下之则益以伐其根，而生气亡，法为不治。且可由中焦推之上下，虚在上焦者，心肺之阳不能下交于阴，心肺道近，故其吸促[5]；虚在下焦者，肝肾之阴不能上交于阳，肝肾道远，故其吸远[6]，吸为收摄元气之主，促与远皆元气亏也。此虽与中焦实而元气虚之不治者有间，而究虚在真元，皆为难治。呼吸之间，周身筋脉动摇振振者[7]，则为形气不能相保，无论上中下虚实，皆不治。

上节言息，息兼呼吸而言，偏重在呼也。此节不言呼，而专言吸，又于吸中而分上中下虚实之辨，徐忠可谓为闻法之最细，信哉！

师曰：两手寸关尺，统名寸口。寸口脉动者，弦洪毛石缓五脉，因其合于春夏秋冬，四季之王时而动，其色亦应之，假令肝王于春，其脉当弦，而色当青，推之四时各随其色[8]。所谓春脉弦而色青，夏脉洪而色赤，秋脉毛而色白，冬脉石而色黑，四季

〔1〕一隅而三反：义同"举一反三"。

〔2〕息：一呼一吸为一息。

〔3〕摇肩：即抬肩。

〔4〕心中坚：胸中壅满。

〔5〕吸促：指吸气浅短。

〔6〕吸远：指吸气深长而困难。

〔7〕动摇振振：形容全身振动频发。

〔8〕四时各随其色：指春青、夏赤、秋白、冬黑。

脉缓而色黄是也。若肝旺于春，其色当青而反色白，脉当弦而反浮涩，非其时色脉，皆当病。

此言医道贵因时而察其脉色也。脉色应时为无病，若色反时，病也；脉反时，亦病也；色反脉，脉反色，亦病也。推而言之，症与脉相合者顺，相生者吉，相反者治之无不费力也。

问曰：有时未至而气至，有时已至而气不至，有至而不去，有至而太过，何谓也？师曰：十一月冬至之后，值甲子日夜半为少阳所自起，至于正月中雨水为少阳方起而出地之时，少阳王而万物始生，天得温和，此天气之常也。今以未得甲子，而天气因先温和，此为时未至而气先至也。以已得甲子，而天气犹未温和，为时已至而气不至也。以已得甲子，而天大寒不解，此为时已至而应去而不去也。以已得甲子，而天温如盛夏五六月时，此为时已至而太过也。由此推之，冬至后值甲子日起，少阳六十日，阳明六十日，太阳六十日，太阴六十日，少阴六十日，厥阴王各六十日，六六三十六而岁功成。人在气交之中，有因时而顺应者，有反时而衰旺者，有即因非时异气而致病者，医者可不一一而知其由来乎？

此一节论天气而不及医，然随时制宜之道，在其中也。尤在泾云[1]：上之至谓时至，下之至为气至。盖时有常数而不移，气无定刻而或迁也。冬至之后甲子，谓冬至后六十日也。盖古造历者，以十一月甲子朔夜半冬至为历元。依此推之，则冬至后六十日当复得甲子，而气盈朔虚，每岁递迁，于是至日不必皆值甲子，当以冬至后六十日花甲一周，正为雨水之候为正。雨水者，冰雪解散而为雨水，天气温和之始也。云少阳起者，阳方起而王地，阳始生者，阳始盛而生物，非冬至一阳初生之谓也。窃尝论之矣。夏至一阴生，而后有小暑大暑；冬至一阳生，而后有小寒大寒。非阴生而反热，阳生而反寒也。天地之道，否不极则不泰[2]，阴阳元气，剥不极则不复。夏至

---

[1] 尤在泾：清代医家，江苏吴县人，对《伤寒论》和《金匮要略》颇有研究。编有《伤寒贯珠集》《金匮要略心典》等书。

[2] 否不极则不泰：否与泰是古代卦名，否卦表示不吉，泰卦表示良好。本句意指事物存在着极尽则反的现象。

六阳尽于地上，而后一阴生于地下，是阴生之时，正阳极之时也。冬至六阴尽于地上，而后一阳生于地下，是阳生之时，正阴极之时也。阳极有大热，阴极而大寒，自然之道也。则所谓阳始生，天得温和者，其不得与冬至阳生同论也，审矣。至未得甲子，而天已温，或已得甲子，而天反未温，及已得甲子，而天大寒不解，或如盛夏五六月时，则气之有盈有缩，如候之或后或先，而人在气交之中者，往往因之而病，惟至人为能与时消息无忤耳[1]。

师曰：病人脉浮者在关前，以关前为阳，其病在表；浮者在关后，以关后为阴，其病在里，然关后虽为里之部位，而浮却非里证之正脉，不过为表之里，而非里之里，故其病不在腹中少腹，而为腰痛背强，膝胫不能行，然形伤不去，穷必及气，此关后脉浮，可以必其短气而为此证之极也。

浮脉原主表，此于浮脉中分出表里，欲人知浮脉之变也。推之沉脉，原主里，亦可于沉脉中分出表里。迟脉原主寒，数脉原主热，更无不可于迟数中分出寒热也。是亦望乎一隅而三反之。

问曰：《经》云，厥阳独行，何谓也？师曰：阴阳皆行者，顺也。此为有阳无阴，故称厥阳。厥者，逆也。阴阳独行，逆而不顺之谓也。

此举厥阳为问答，以见阴阳之不可偏也。《内经》云："阴平阳秘，精神乃治；阴阳离决，精神乃绝。"阴阳之道大矣哉！尤在泾云："厥阳独行者，孤阳之气，厥而上行，阳失阴则贼，犹夫无妻则荡也。"《千金方》云："阴脉上解，血散不通，正阳遂厥，阴不经从，此即厥阳独行之旨欤！"

问曰：两手寸脉及心肺之部位不见其浮，但见沉大而且滑，沉则为实，谓血之实也。滑则为气，谓气之实也。实与气相搏，并两实。血气入脏即死，入腑即愈，此名以脏腑为卒厥[2]，分其生死，何谓也？师曰：脏如宝藏之藏，义取深藏，实邪一入而不出，故唇口青，身冷，为入脏，即死；腑为外府之府，本司出纳，实邪可入而可出，如身和，汗自出，为入腑，即愈。

此言邪气盛则实之生死也。尤在泾云：实谓血实，气谓气实，实气相

---

〔1〕消息：消指减少，息指增加。意即增减调和得当。

〔2〕卒厥：卒，同"猝"。卒厥，是突然昏仆的一种病证。

搏者，血与气异而俱实也。五脏者，藏而不泻，血气入之，卒不及还，神去机息，则唇青身冷而死。六腑者，传而不藏，血气入之，乍满乍泻，气还血行，则身和汗出而愈。《经》云"血之与气，并走于上，则为大厥。厥则暴死，气复返则生，不返则死"是也。

问曰：邪气盛则实，正气夺则虚。如脉大而滑，实邪之强有力，脏固不能当其猛矣。今卒厥，病脉不大而小，不滑而涩，尽脱去大且滑之象。因而别之曰：脉脱[1]，是脱换之脱，非脱散之脱，但脉既脱换，虚实悬殊，入脏入腑，吉凶亦宜更易，而仍守入脏即死，入腑即愈之说，何谓也？师曰：斯说也，大旨以出阳为浅，传阴为深。非为卒厥一病，凡百病入脏入腑皆然。譬如浸淫疮[2]，从口起流向四肢者可治，从四肢流来入口者不可治；盖以口属阴，四肢属阳，阴阳分属脏腑，脏腑二字，隐而难测，以里外二字该之，浅而易晓，吾将为丁宁曰：凡病在外者可治，入里者即死。

此言正气夺则虚之生死也。按：此因卒厥而推言百病，脉脱二字，诸家俱误解。

李玮西云："病在外"二句，概指诸病而言，即上百病皆然之意。"入里者死"，如瘴气入腹、脚气冲心之类。

问曰：阳病十八，何谓也？师曰：三阳之气，主躯壳之外，如头痛、项、腰、脊、臂、脚掣痛。六者，虽兼上下，却以其在躯壳之外，故谓之阳病。病在外者，有营病卫病，营卫兼病之殊，是一病而有三也。三而六之。故合为十八病也。又问曰：阴病十八，何谓也？师曰：三阴之气，主躯壳之里，如咳、上气、喘、哕、咽[3]、肠鸣、腹胀、心痛、拘急。九者，虽兼脏腑，以其在躯壳之里，故谓之阴病。病在里有或虚或实之异，是一病，而有二也。九而二之，故合为十八病也。然三阴三阳，六气之传变无形也。五脏六腑，脏腑之病证有形也。脏腑受风、寒、暑、湿、燥、火六淫之邪，又各有气分、血分、气血并受之二端，六而三之，则为十八。五脏病各有十八，合而计之共为九十病。人又有六

---

〔1〕脉脱：指脉乍伏不见，是邪气阻遏正气，血脉一时不通之故。尤在泾云："脉色似脱，非真脱也，盖即暴厥之属。"

〔2〕浸淫疮：是皮肤病之一种，发病后疮口浸淫不已，能从局部遍及全身。

〔3〕咽：同"噎"，为咽中梗塞。

腑之病，视脏稍微[1]，微有十八病，合而计之共为一百八病，其数各井然而不紊，至于久视伤血，久卧伤气，久坐伤肉，久立伤骨，久行伤筋，名为五劳，大饱伤脾，大怒气逆伤肝，强力举重坐卧湿地伤肾，形寒饮冷伤肺，忧愁思虑伤心，风雨寒暑伤形，大怒恐惧不节伤志，名为七伤；气极、血极、筋极、骨极、肌极、精极名为六极；妇人十二瘕、九痛、七害、五伤，三因共计三十六病，非六气外淫所致，均不在其中。学者自当分别而论也。虽然以上所言，阴阳脏腑各证，皆就人身之受邪者，分其名目，犹未就邪气之分属，而究其所以然也。大抵轻清之邪居上，重浊之邪居下，从天得者，为大邪中表，从人得者，为小邪中里[2]，槃饪之邪[3]，从口入者，为宿食也。五邪中人，以类相从，各有法度。风为阳类而中于午前，寒为阴类而中于暮，湿重浊而伤于下，雾轻清而伤于上。再验之一身，风为阳邪，令脉缓而浮；寒为阴邪，令脉紧而急；雾邪轻清而伤皮腠；湿邪重浊而流关节；宿食止伤脾胃，而不及经络腠理；极寒之时，令阳内伏而不固外，病多伤经；极热之时，令阳浮于外，而暑热并之；汗出则络伤，病多伤络，合而言之，无非以类相从之理也。

此一节，由阴阳脏腑五邪之分合异同，经气时候原委，以及所当然者如彼，所以然者如此，欲学者体认于文字之外则得矣。附录《千金》妇人三十六病，以备参考。十二瘕者，谓所下之物，一如青泥，二如青血，三如紫汁，四如赤皮，五如脓痂，六如豆汁，七如葵羹，八如凝血，九如青血似水，十如米汁，十一如月浣，十二如经度不应期也。九痛者：一阴中痛伤，二阴中淋痛，三小便即痛，四寒冷痛，五月水来腹痛，六气满注痛，七汗出阴如虫啮痛，八胁下痛，九腰痛。七害者：一害食，二害气，三害冷，四害劳，五害房，六害娠，七害睡。五伤者：一孔痛，二中寒热痛，三小腹急牢痛，四脏不仁，五子门不正。三因者：一月水闭塞不通，二绝产乳，三赢瘦不生肌肉。

---

[1] 六微：即六腑。腑病较脏病为轻，所以称为六微。
[2] 大邪，小邪：历代医家对此意见不一。《医宗金鉴》："六淫天邪为大邪，七情人邪为小邪。"《类经·针刺篇》："大邪为实邪，小邪为虚邪。"
[3] 槃饪：统指饮食而言。"槃"同"馨"。"饪"即熟食。

又《康熙字典》榮字注云：读与馨同。吴医唐立三云："饪为烹调生熟之节，则榮饪句为榮香可口过食之而停滞也。"

问曰：病有急当救里救表者，何谓也。师曰：病，为医者误下之，续得下利清谷不止，里证其急而身体疼痛者，表证亦不可缓，二者相权，急当先救其下利清谷之里；姑且后其表之身体疼痛，若服药后清便自调而身仍痛者，急当救表也。

此言证有表里之殊，治有缓急之异也。《伤寒论》中最详，不必多赘。

夫病者，有平时之痼疾[1]，而加以一时之卒病[2]，卒者易攻，痼者难拔，审其先后，当先治其卒病，后乃治其痼疾也。

前言病有表里之不同，治者权缓急而分其先后；此言病有新旧之不同，治者审难易而分其先后也。

师曰：五脏病，各有所得者愈，有得之情志相胜者，如怒伤肝，得悲而愈，悲胜怒之类。有得之时日者，如病在肝，愈于夏，喜得子气，制其胜我之类。有得之饮食者，肝色青，宜食甘；心色赤，宜食酸；肺色白，宜食苦；脾色黄，宜食酸；肾色黑，宜食辛是也。有得之自得其位者，肝病愈于丙丁，起于甲乙；心病愈于戊己，起于丙丁；脾病愈于庚辛，起于戊己；肺病愈于壬癸，起于庚辛；肾病愈于甲丁，起于壬癸是也。五脏病各有所恶，心恶热、肺恶寒、肝恶风、脾恶湿、肾恶燥是也。而且各随其所不喜者为病。何以谓之不喜？与其各有得者，相反皆是，不反以所恶为不喜也。姑即所不喜者，举一端而言之。病者素不应食，而反暴思之，是脏气为邪气所变，而食之转助病气，必发热也。若伤寒证渴欲饮水少与之法，不在此例也。

此一节，言病以脏气为本也。五脏病以有所得而愈者，谓得其所宜，足以安脏气而却病气也。各有所恶，各随其所不喜为病者，谓失其所宜，适以忤脏气而助病邪也。所及，所恶，所不喜，著一"所"字，所包者广。

夫诸病在脏[3]，法宜攻下，而阳明入腑则不传，脏犹脏治也。若呆实在肠胃，虽十日不更衣无所苦[4]，谓不宜急下也。而惟阳明、少阴中，有急下之证，夫曰急下，似当

[1]痼疾：指病已深痼，不易旦夕取效的慢性疾患。
[2]卒病：指新得疾病。
[3]在脏：泛指在里的疾病。
[4]不更衣：不大便。

直攻而无疑矣。然攻之一法，最为元妙，若欲攻之[1]，当随其所同中得其所独而攻之[2]，阳明中得其急下三证。一曰："六七日，目中不了了，睛不和。"一曰："阳明病，发热汗多者。"一曰："发汗不解，腹满痛者。"此急防其悍气盛而阴绝也。少阴中得其急下三证。一曰："少阴病，得之二三日，口燥舌干者。"一曰："少阴病，自利清水，色纯青，心下必痛，口干燥者。"一曰："少阴病，六七日，腹胀不大便者。"此急防其火不戢，将自焚也。如所得者不在可攻之例，第见其渴者，即《论》中所云"少阴病，下利六七日，咳而呕渴，心烦不得眠者"是也。"阳明病，脉浮发热，渴欲饮水，小便不利者"是也。二证均与猪苓汤。寓育阴于利水之中，则热从小便去，而渴亦止，此与攻下法相表里也。余皆仿此。

此一节，言邪之在脏者，宜攻。而攻法之神妙者，在于"随其所得"四字。徐忠可顺文敷衍，绝无发明。尤在泾以水血痰食添出蛇足，二君皆未得言中之旨。

---

〔1〕攻：作"治"字解。

〔2〕所得：指得病的根本原因，如小便不利，发热而渴为水与热结伤阴，故用猪苓汤育阴利水。

痉之为言，强也。其证颈项强急，头热足寒，目赤头摇，口噤背反，详于下文。初起不外太阳。太阳病，病在标阳，则发热邪在肤表，则肤表实而无汗，既在标阳，不宜恶寒而反恶寒者，本亦病也。以其表实，名曰刚痉；太阳病，病在标阳，则发热邪中肌腠，则肌腠实，而肤表反虚，故汗出，标病而本不病，故但发热而不恶寒，以其表虚，名曰柔痉。

此言太阳病有刚柔二痉。推原痉之所自始，为辨痉之法，非痉家之本证也。刚痉脉宜紧弦，柔痉脉宜浮弦。仲景未言，可以悟出。

痓，充至切，读去声，恶也；痉，其颈切，音敬，风强病也[1]。旧本以痉为痓，传写之误也，今改正之。其病皆由血精津少，不能养筋所致，燥之为病也。然《内经》谓"诸痉强直，皆属于湿"，何其相反若是乎？而不知湿为六淫之一，若中于太阳，则从阴化为寒湿，其病流于关节而为痹；若中于阳明，则从阳化为湿热，热甚而阳明燥化之气愈烈，其病烁筋强直而为痉。是言湿者，言其未成痉之前；言燥者，言其将成痉之际也。《经》又云：赫曦之纪，上羽，其病痉[2]，言热为寒抑，无汗之痉也。又云：肺移热于肾，传为柔痉。言湿蒸为热，有汗之痉也。《千金》谓"湿病热入肾中刚为痉""小儿痫热盛亦为痉"。圣经贤训可据，其为亡阴筋燥无疑。

然而太阳底面，即是少阴，入脏即死，入腑即愈，首篇言之详矣。兹太阳病发于标阳，无有不热，发热则脉不宜沉细矣。今反脉沉而细者，是证见太阳，脉见少阴，而背项强直等证并见。名之曰痉，为难治。

此一节言太阳之里少阴，痉病在少阴，最重之证也。故于辨其刚柔之后，

---

〔1〕痉……风强病也：痉，最早见于《素问·五常政大论》，即痉病。后世"痉""痓"常通用。

〔2〕赫曦之纪……其病痉：见《素问·五常政大论》。赫曦，指火运太过。纪，规律。上羽，代表水。

特笔以提斯，欲人之知所重也。

病在太阳，未必遽成痉也。而太阳之接壤，即是阳明，太阳之里面，即是少阴，阳明少阴，两关津液，津液伤则筋失所养而成痉，此痉病之由也。今太阳病，发汗太多，津液非脱则少阴伤，阳明亦燥，筋失所养。因致痉。

夫风病[1]，不知用桂枝汤解之，而以下药下之，下多则亡阴，阴亡阳无所制则灼筋而成痉，若下后复发其汗，汗多则亡阳。《经》云："阳气者，精则养神，柔则养筋。"今下而复汗，身必拘急。

疮家[2]，脓血出多，津液将涸，虽身疼痛，表证未净亦不可发汗，汗出则津液愈竭，筋失所养而成痉。

此推致痉之由，从太阳而推到阳明、少阴。言汗、下、疮家，三者致痉，皆由脱液伤津，皆兼此二经而言也。妇人产后亡血过多，因而成痉，亦可以此说括之。

痉有本证，可以备言其形状，亦有误治之变证、变脉，可以略陈其大概，今请先言其本证。《经》云："因于风者，上先受之。"故病痉者上而身热未及于下，故下而足寒；风伤太阳之经，故颈项强急；风伤太阳之气，故通身恶寒；阳气上行于头面，故时头热面赤；太阳之脉记于目内眦，风热伤于经脉，故目赤；颈项皆强急而不能动，独头虽风象而动摇，强急则筋不舒，而牙关紧闭，且风客会厌，而语言不出，所以卒然口噤[3]，背反张者[4]，风邪入经输也。此痉病本证之形状也。若不知其为痉，而误发其汗者，汗之沾濡衣被则为湿，湿之陆续不干则生寒，寒湿相得，其表因汗而益虚，虚甚即恶寒甚。盖痉之未成，太阳原有感寒之证，而痉之既成，阳邪用事，热甚灼筋，何至恶寒之甚，此为误治而一变也。发其汗已，不独证之一变，而其强直之脉亦变屈曲如蛇。

此论痉家之本证，而异及于误治之变证、变脉也。

脉如蛇，阴之象也。君子正有履霜坚冰至之忧，乃暴然见其腹胀大者，遂转忧而喜，

---

〔1〕风病：指太阳中风。
〔2〕疮家：有两种含义，一指久患疮疡，津血亏损的人；其二，"疮"与"创"通，指被刀创所伤，出血过多的人。
〔3〕口噤：即牙关紧闭。
〔4〕背反张：即角弓反张。

冀其为欲解；即首篇入腑即愈之义。况胀为有形之实证，大承气汤即对病之良方矣，乃诊其脉如故，仍是如蛇之象而反加伏弦者，此为变而又变之痉。

此一节，承上节汗后变证变脉外，又变一脉证也。出不出方，余于《伤寒论》"发汗后腹胀"条，悟出厚朴生姜甘草人参半夏汤，俟其胀稍愈，再以法治之。

痉家之本证，既已备言，即变证变脉，亦复明示矣。痉家之本脉何如？夫痉为劲急强直之病，其脉亦劲急强直，按之紧如弦，谓其自寸至尺直上下行[1]。与督病之脉相似[2]，但督浮而此沉耳。

此一节，补出痉病之本脉也。自病者，身热足寒，至此三节，合作一大节读。

痉为太阳中风之病，风为阳邪，误用烧针则为逆，若见有灸疮，则风火相煽，其阴立亡，难治。

此一节言痉病误灸之难治也。师不出方《伤寒论》火逆诸方，亦恐其过温，余用风引汤减去桂枝，干姜一半研米煮服，往往获效。

太阳病，头项强痛，发热恶风，自汗，论所谓桂枝证也。其证备，但身体强，几几然，为风邪入于经输，《内经》云"邪入于输，腰脊乃强"是也。然经输之病，脉应浮数，今按其脉反沉迟，盖沉为痉之本脉，迟为津液不足，营卫之行不利，是痉证尚未全备，而痉脉先已见端，此不为伤寒而为痉，以栝蒌桂枝汤主之。

此一节为痉病之将成未成者出其方也。然细按方法，必是中风自汗之变证，柔痉用此，刚痉用葛根汤。

栝蒌桂枝汤方

栝楼根三两　桂枝三两　芍药三两　甘草二两　生姜二两　大枣十二枚

上六味，以水九升煮取三升，分温三服，取微汗，汗不出，食顷啜热粥发之[3]。

---

[1]直上下行：意即从寸到尺部，都见紧而弦的强直劲急的脉象。
[2]督病：督，指督脉。陈氏所云督病，意为太阳病也。
[3]啜热粥发之：喝饮热粥以助发汗。

太阳病，头项强痛，发热恶寒等证悉备，表实既已，无汗而邪气不得外达，小便反少，邪气又不得下行，正不胜邪，其气遂逆上而冲胸，口噤不得语，面赤头摇，项背强直，势所必至，此欲作刚痉，以葛根汤主之。

此一节为刚痉之将成未成者出其方也。究为太阳之治法，非痉证之正治法。

葛根汤方

葛根四两　麻黄三两，去节　桂枝二两　甘草二两，炙　芍药二两　生姜三两　大枣十二枚

上七味，以水一斗先煮麻黄，葛根减二升，去沫，纳诸药煮取三升，去滓，温服一升。覆取微似汗，不须啜粥。余如桂枝汤法将息及禁忌[1]。

痉之为病，至于入里而胸满气闭而口噤，卧不著席[2]，反能甚也。筋为热灼，下为脚挛急，上必牙关紧而齘齿[3]，此或为少阴火亢，或为阳明燥化，救焚在此顷刻，起死即在此须臾，可与大承气汤，以急下之，为下其热以救阴，非下其便以宽胀。

此一节为痉之既成，出一救治之正方，大旨在泻阳明之燥气而救其津液，清少阴之热气而复其元阴，大有起死回生之神妙。或问：凡曰"可与"，则犹有相酌之意，岂因大承气之过峻而云然乎？而不知此证，舍大承气并无他法，犹恐服大承气之后，重证犹未尽除，还当审其缓急，而商其再服与否，此际令凭医家之定识定力也。或一下之后，病势已减，审系阳明，以白虎加人参汤滋阳明之燥；审系少阴，以黄连阿胶汤救少阴之阴。二汤可以频服，服后又以竹叶石膏汤收功。抑或以三汤用于大承气之前，全要心灵手敏，此仲师"可与"二字言外之意也。

男元犀禀按：竹叶石膏汤去粳米之逗留热气，并以竹沥半杯易竹叶，可从古法而变通之。

大承气汤方

大黄四两，酒洗　厚朴半斤，去皮　枳实五枚，炙　芒硝三合

---

〔1〕将息：保养调摄之意。
〔2〕卧不著席：形容背部反张的状态。
〔3〕齘齿：形容牙齿相磨有声。

上四味，以水一斗先煮枳朴取五升，去滓；纳大黄煮二升，去滓；纳芒硝，更上火微一两沸，分温再服。得下，余勿服。

　　湿者，六淫之一也。亦为中风伤寒，自太阳始，但风寒之太阳病，病在肌表，湿之太阳病，病在关节。关者，机关之室，真气之所过也。节者，骨节之交，神气之所游行出入者也。今病湿，则神真之气为湿邪所伤，故关节疼痛而烦[1]；湿为阴邪，故脉沉而细者；湿不在外而在内，此名中湿[2]，亦名湿痹[3]。痹之为言，闭也。湿痹之候，闭气不化则小便不利，闭湿于内则大便反快，治者但当利其小便，则湿从小便而去矣。

　　此言湿流关节之病也。然湿者，六气之一也。但一气中犹有分别，雾露之气，为湿中之清，伤人皆中于上；雨水之湿，为湿中之浊，伤人皆中于下；亦称太阳者，病由营卫而入，营卫皆属太阳也。此条论地气之湿，乃湿之浊者，故曰：但当利其小便。若雾露之邪，当以微似汗解之。

　　湿家之为病[4]，湿盛于外者，阳必郁于内，湿盛于外，则一身尽疼；阳郁于内，则发热；湿热郁于肌肉之间，则身色如烟之熏黄而带黑也[5]。

　　上节言湿邪痹于内，而不能化热。此节言湿邪郁于内而发于外，化热而为黄也。

　　湿家，病在太阳之脉，上额交巅，夹脊背而行于两旁。雾露之湿，清邪中上，著太阳，阳气聚而不行，故其人他处无汗，但头汗出；湿邪滞碍而其经输不利，故背强；湿为阴邪，阴气盛于表，故欲得被覆而喜向火。病尚在表，若下之太早，则寒湿之邪陷于胃，而为哕；胃病则上下焦亦病，上焦之气不降，则气道壅塞而或胸满；下焦之气不升，则气化不行，而小便不利。舌上如胎者[6]，乃湿滑而白，似胎而非胎也。总由寒湿之邪陷

---

〔1〕烦：谓疼痛而烦扰不宁。
〔2〕中湿："中湿"见于《玉函》，陈氏引用其词。《金匮要略心典》云："此名中湿，亦名湿痹。"
〔3〕湿痹：指湿流关节，痹塞不利而为疼痛的一种病证。
〔4〕湿家：指素有湿病的人。
〔5〕熏黄：即黄而暗晦，如烟熏的样子。
〔6〕胎：同"苔"。

于胸膈，命门之阳郁于下焦，以丹田有热[1]，胸上有寒八个字为不易勘语，丹田有热，故渴欲得饮，胸上有寒，故欲饮而不能饮，则其口燥以喜水而又恶水，其懊恼不可明言之意，则为烦也。

此言清邪中上，病在上而误下之，其变证有如此之多也。

湿家误下变证，既如此之多，若不明言其死证，恐医者犹执迷不悟也。湿家误下之，头汗已，后而额上汗出，以阳明之脉交额中，此阳明之气脱绝，而真液上泄也。且见微喘，以太阳之气与肺相合，而主皮毛，此太阳之气绝，而真气上脱也。且见小便不利者，以少阳三焦司决渎而出水道，此少阳之气绝，而津液下注也。三阳气绝，上下离脱，故死；若下利不止者，中土败而地气陷，不必三阳气绝而亦主死。

此承上"若下之"三字而备言误下之死证，而为医者大加警觉也。

湿又别其为风湿者，不可不知。风为阳，湿为阴，内有湿而外感于风，则为风湿不和而两相搏以致一身尽疼痛，若阴阳和则雨露降，法当微似汗自出而解，然阳之汗以天之雨名之，值天阴雨不止，医者不知所以然之理，竟云此可发其汗，汗之病犹不愈者，何也？盖汗者所以利阴阳也。若发其汗，汗大出者，风为阳邪，但风气从大汗而去，大汗而阳衰，阳衰则阴转盛，而阴湿之邪气仍在，是故不愈也。若治风湿者，发其汗[2]，但微微似汗出者，则阴阳两不相负，而风湿俱去也。

此于实证中别出风湿之病，明其治法，而不遽出其方者，即引而不发之妙也。"盖"字是答辞，周秦多用此笔法。

湿又别其为寒湿者，亦不可不知，雾露之湿为清邪，自上受之。湿家病，身虽疼而无一身皆疼，不过疼在身之上半而发热，止见面黄而身色不似熏黄，肺司气而主皮毛，湿袭于皮毛，故气不顺而喘，阴证无头痛，湿未入阴，故头痛，湿袭皮毛，内壅肺气，故鼻塞，湿气弥沦，扰乱心主，而发烦，湿邪止在上焦，未尝犯里，故其脉大，不犯胃气，自能饮食，能饮食则腹中尚和而无病，其病在头中寒湿，故鼻塞，病浅不必深求，止内辛香之药于鼻中宣泄头中之寒湿则愈[3]。

---

[1] 丹田：在脐下三寸。这里泛指脐下部位。

[2] 发其汗：道光版脱"发其汗"三字，特补入。

[3] 内：通"纳"。

此于湿证中又别出寒湿之病。寒湿不止雾露之清邪，而举一邪伤高表者以为隅，则邪伤通身者，包在言外。举一外法通其空窍者以为隅，则内服调其经络脏腑者，邑在言外。下节诸方，按脉证而求，其丝丝入扣则得矣。

前言中湿，但当利其小便者，以湿之在内言之也。若湿家之表证其身烦疼，而不发黄，可知未郁于内而为热也。且无小便小利，可知未入于里而为痹也。表则宜汗，而不宜大汗，斟酌其适，可者，当与麻黄加术汤发其微似汗为宜，慎不可以火攻之[1]，致火气逼汗，过多而变证也。况又有湿与热合，致衄增黄之虑乎！

此为湿之属表无汗者出一至当不易之方也。喻氏谓：麻黄得术，虽发汗而不至多汗；术得麻黄，行里湿而亦可行表湿。止此一味加入，所谓方外之神方，法中之良法也。

麻黄加术汤方

麻黄三两，去节　桂枝二两　甘草一两，炙　白术四两　杏仁七十个，去皮尖

上五味以水九升，先煮麻黄减二升，去上沫，内诸药，煮取二升半，去滓。温服八合，覆取微似汗。

风湿之证，前既详言，犹未言其致此风湿之因也。病者风湿相搏，一身尽疼，其发热，每在于申酉戌之日晡所剧者[2]，以阳明旺于申酉戌，当其旺时，邪正相搏，则增也。此名风湿。然所以致此风湿之病乃伤于汗出当风，汗随风复入皮腠而为风湿也。或久伤取冷亦所以致此风湿也[3]。致风湿者以此，而所以致寒湿，亦可类推矣。可与麻黄杏仁薏苡甘草汤。

此又为风湿无汗者而立其方也，寒温亦可用之。上节麻黄加术汤为大剂，此方为小剂，亦随其证之微甚而择用之。亦随其证之上下，而取亲上亲下之理也。

麻黄杏仁薏苡甘草汤

麻黄半两　杏仁十个，去皮尖　薏苡半两　甘草一两，炙

上锉麻豆大，每服四钱匕，水一盏半煎八分，去滓，温服。有微汗，避风。

---

〔1〕火攻：指烧针、艾灸、药熨、酒蒸等治法。
〔2〕晡：即申时（下午3~5时）。
〔3〕取冷：即贪凉的意思。

风湿之病，脉浮为风，身重为湿，若见此脉此证，汗不出而恶风者，为实邪。大剂有麻黄加术汤，小剂有麻黄杏仁薏苡甘草汤可用。若汗出恶风者，为虚邪，以防己黄芪汤主之。

此为风湿证汗自出者出其方也。合上二方，即《伤寒论》麻黄汤、大青龙汤、桂枝汤之意乎！钱天来云：病因汗出当风，夫汗出则腠理开，当风则风乘腠理实。风邪既入，汗不得出，以离经之汗液，即不得外出皮毛，又不能内返经络，留于肌腠而为湿，此即人身汗液之湿也。其或暑汗当出之时，伤于纳凉太过，使欲出之汗不得外泄，留著肌腠而致病，与汗出当风无异也。按：《金匮》以痉、湿、暍三证合篇，痉证兼温，暍证亦兼湿，湿证最重，必须如此活看方得。

防己黄芪汤方

防己一两　甘草半两，炙　白术七钱半　黄芪一两一分

上锉麻豆大，每抄五钱匕，生姜四片，大枣一枚，水盏半，煎八分，去滓温服。喘者，加麻黄半两；胃中不和者，加芍药三分；气上冲者，加桂枝三分；下有陈寒者，加细辛三分。服后当如虫行皮中，从腰下如冰，后坐被上，又以一被绕腰以下，温令微汗，差。

伤寒至于八九日，九日值少阳主气之期，宜从少阳之枢而外出矣。乃不解，而复感风湿合而相搏，寒邪拘束，故身体疼风邪扇火，故心烦，湿邪沉著，故不能自转侧，邪未入里，故不呕不渴，脉浮虚而涩者，浮虚则为风，涩则为湿也。此风多于湿之证，以桂枝附子汤主之；若脾受湿伤，不能为胃行其津液，则大便坚，大便愈坚，则小便愈觉其自利者，脾受伤，而津液不能还入胃中故也。即于前方去桂枝加白术汤主之。湿若去，则风无所恶而自解矣。

此又于伤寒不愈合风湿为病而出二方也。上方治风多于湿，下方治湿多于风。

桂枝附子汤方

桂枝四两　附子三枚，炮去皮，破八片　生姜三两，切　甘草二两，炙　大枣十二枚，擘

上五味，以水六升，煮取二升，去滓，分温三服。

白术附子汤方

白术四两　附子三枚，炮去皮　甘草二两，炙　生姜三两　大枣十二枚

上五味，以水三升，煮取一升，去滓，分温三服。一服觉身痹，半日许再服，三服都尽，其人如冒状[1]，勿怪。即是术附并走皮中，逐水气，来得除故耳。

凡方中有如虫行状，如醉状，如冒状者，皆药势将行使然也。

伤寒合风湿而病，上既详言之实，若其病较剧者，用药亦须较缓，今风湿相搏，业已深入，其骨节疼烦掣痛[2]，不得屈伸，近之则痛剧，此风寒湿三气之邪，阻遏正气，不令宜通之象也。汗出短气，小便不利，恶风不欲去衣，或身微肿者，营气卫气三焦之气俱病，总由于坎中元阳之气失职也[3]。务使阳回气暖，而经脉柔和，阴气得煦，而水泉流动矣。以甘草附子汤主之。

此承上节，言风湿相搏，在外者利在速去，深入者妙在缓攻。师恐前方附子三枚过多，其性猛急，筋节未必骤开，风湿未必遽去，徒使大汗出而邪不尽耳，故减去一枚，并去姜枣，而以甘草为君者，欲其缓也。

甘草附子汤方

甘草二两，炙　附子二枚，炮去皮　白术二两　桂枝四两

上四味，以水六升，煮取三升，去滓，温服一升，日三服。初服得微汗则解，能食，汗出，复烦者，服五合，恐一升多者，宜服六七合为妙。

喝者[4]，暑也。暑亦六淫之一，故先伤太阳。太阳中喝，病标本之气，故发热恶寒，病所过之经，故身重而疼痛，热伤气，故其脉弦细芤迟。膀胱者，毫毛其应，故小便已，洒洒然毛耸[5]，阳气虚，不能荣于四肢，故手足逆冷，小有劳，身即热，气虚不能自支也。口开[6]，前板齿燥[7]。以劳而动阳热，阴液不能上滋也。此表里经脉俱虚，

---

〔1〕冒：恍恍惚惚。指服药后的反应状态。

〔2〕掣痛：即抽掣而痛。

〔3〕坎：坎在八卦中代表水。这里指肾。

〔4〕喝（yē椰）：即中暑，伤暑。

〔5〕洒洒然毛耸：洒洒，形容寒栗感；毛耸，形容毫毛竖起。

〔6〕口开：谓暑热内扰，气逆作喘而开口。

〔7〕前板齿：即门齿。

不可汗下温针。倘若误以为伤寒，而发其汗，则表虚而恶寒甚；若因其寒甚，而加温针，则经脉虚而发热甚；若因其发热甚，而数下之，里虚而津液伤，则淋甚[1]。

此言中暑之证，从经脉表里俱病处绘出虚证模样。恶者，寒则伤形，责其实；热则伤气，责其虚也。汗下火皆为所戒，而治法从可知矣。

太阳中热者，暍是也。暑于肌表，而气虚微，所以汗出太阳以寒为本，所以恶寒，暑热之邪，内合太阳之标热，所以身热而渴，以白虎加人参汤主之。

此言中暑而不兼湿之证治也。

白虎加人参汤方

知母六两　石膏一斤，碎绵裹　甘草二两，炙　粳米六合　人参三两

上五味，以水一升煮，米熟汤成，去滓，温服一升，日三服。

太阳中暍，身热疼重，而脉微弱，此以夏月因暑热而复伤冷水，水行皮中所致也，一物瓜蒂汤主之。推之夏月阳虚阴伏，凡畏热贪凉，皆可以伤冷水例之。病在阴经，即为阴证，岂可一以清凉治暑哉！

此言暑同湿邪为患而出其方治也。后人用五苓散、大顺散、小半夏加茯苓汤、十味香薷饮、白虎加苍术汤，皆推广其法而兼治湿也。

瓜蒂汤方

瓜蒂二十个

上锉，以水一升煮取五合，去滓，顿服。

暑者，夏令炎热之气也。有伏病，有正病，有变病，何为伏病？《经》云：凡病伤寒而成热者，先夏至为病温，后夏至为病暑。是病伏于冬时，愈郁而愈热，与温病同例也；何为正病？《经》云：热气大来，火之胜也。又云：火热受邪，心病生焉。言夏时酷暑炎热，不感之而为暑病，病在心也，白虎加人参汤，是其正治欤！何谓变病？元人谓：静而得之为中暑，处于高厦凉室，畏热贪凉而成病，其恶寒与伤寒同，而发热较重以别之，心烦以别之，脉虚以别之。此病在人事，不在天时，故谓之变也。然而更有深义焉。暑必挟湿，是暑阳而湿阴也。夏月伏阴在内，是暑热而阴寒也。读者当得其言外之旨。

---

〔1〕淋甚：指小便短少，如淋样。

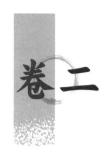

百合狐惑阴阳毒病证治第三

《论》曰：百合病者，分为百脉合为一宗，无经络可别，悉致其病也。第见其证，意欲食而复不能食，口欲言，而又不言，而常默默，欲卧而又躁，而不能卧，欲行而又懒，而不能行，欲饮食，或有美时，或有不欲闻食臭时，如寒无寒，如热无热，口苦，小便赤，诸药不能治。得药则剧吐利，如有神灵者。身形如和，以上诸证，全是恍惚去来不可为凭之象，惟凭之于脉与溺，确知其为热。其脉微数，数则主热也。溺出膀胱，膀胱为太阳之府，其脉上至巅顶，溺时头痛者，太阳乍虚，而热气乘之也。今每溺时而头每痛者，乃热气之甚者，必六十日之久，月再周而阳气复，阴气复而阳邪平，然后乃愈；若溺时头不痛淅淅然者，则病稍浅矣，大约四十日可愈；若溺时快然，但头眩者，则更浅矣，不过二十日可愈。其百合证多于伤寒大病后见之，或未病而预见，热气先动也。或病四五日而出，或二十日或一月后见者，遗热不去也，各随证治之。

此详言百合病之证脉也。此证多见于伤寒大病前后，或为汗吐下失法而变，或平素多思不断，情志不遂，或偶触惊疑，猝临异遇，以致行住坐卧饮食等，皆若不能自主之势，此病最多，而医者不识耳。

程云来云：头者，诸阳之首。溺则阳气下施，头必为之摇动。曷不以老人小儿观之？小儿元气未足，脑髓不满，溺将出，头为之摇，此阳气不能充故耳；老人血气衰，肌肉涩，脑髓清，故溺出时，不能射远，将完必湿衣，而头亦为之动者，此阳气已衰，不能施射故耳。

由此观之，溺出头之痛与不痛，可以观邪之浅与深矣。故百合病溺出头痛者，言邪舍深而阳气衰也。内衰则入于脏腑，上则牵连脑髓，是以六十日愈。若溺出头不痛淅淅然者，淅淅如水洒淅皮毛，外舍于皮肤肌肉，尚未入脏腑之内，但阳气微耳，是以四十日愈。若溺出快然，但头眩者，言邪犹浅，快则阴阳和畅，营卫通利，脏腑不受邪，外不淅淅然，则阳气尚是完固，但头眩者，是邪在阳分，阳实则不为邪所牵，故头不疼而眩，是以二十日愈也。其说亦通。

百合病见于发汗之后者，以其不应汗而汗之，以致津液衰少者，以百合知母汤主之。

百合知母汤方

百合七枚 知母三两

上先以水洗百合渍一宿，当白沫出，去其水。更以泉水二升煎取一升，去滓，别以泉水二升煎知母取一升，去滓，后合和，煎取一升五合，分温再服。

百合病，见于下之后者，以其不应下而下之，以致热入于下也。以百合滑石代赭汤主之。

百合滑石代赭汤方

百合七枚，擘 滑石三两，碎绵 代赭石如弹丸大一枚，碎绵裹

上先煎百合，如前法，别以泉水二升煎滑石、代赭，取一升，去滓，后合和重煎，取一升五合，分温再服。

百合病见于吐之后者，以其不应吐而吐之，以致内伤脏阴也。以百合鸡子汤主之。

百合鸡子汤方

百合七枚，擘 鸡子黄一枚

上先煎百合如前法。了，纳鸡子黄，搅匀，煎五分。温服。

百合病不经吐下发汗、病形如初者，即所谓未病预见是也。此固热气先动，以百合地黄汤主之。然亦有太阳病久久不愈，始终在太阳经者，亦用此汤。

百合地黄汤方

百合七枚，擘 生地黄汁一升

上先煎百合如前法。了，内地黄汁，煎取一升五合。分温再服。中病

勿更服，大便当如漆。

百合病一月不解、变成渴者，热壅皮毛，皮毛为肺之合也。以百合洗方主之。

百合洗方

百合一升

以水一斗，渍之一宿，以洗身。洗已，食煮饼[1]，勿以盐豉也。

百合病洗后而渴不差者，内热盛而津伤也。以栝蒌牡蛎散主之。

栝蒌牡蛎散方

栝蒌根　牡蛎各等分

上为细末，饮服方寸匕，日三服。

百合病如寒无寒，如热无热，原病无热，今变发热者，其内热可知也。以百合滑石散主之。

百合滑石散方

百合一两，炙　滑石三两

上为散，饮服方寸匕，日三服。当微利者止服，热则除。

百合病见于阴者，以阳法救之，即《内经》用阳和阴之道也。见于阳者，以阴法救之。即《内经》用阴和阳之道也。若见阳之病而攻其阴，则并伤其阴矣。乃复发其汗，是重伤其阳也。此为逆；见阴之病，攻其阳，则并伤其阳矣。乃复下之，是重竭其阴也。此亦为逆。

程扶生云：前治皆用阴和阳法也。此复补以用阳和阴，故仲景用思，最为精密。

狐惑之为病，虫病也。状如伤寒，默默欲眠，目不得闭，卧起不安，何其如此之躁，实因虫扰之为害也。虫蚀于喉为惑[2]，蚀于阴为狐[3]，而口不欲饮食，恶闻食臭，虫闻食臭而动，动则令烦心有如此者，而且虫大动则交乱于胃中，胃主面目，其面目之乍赤、乍黑、乍白。亦随虫之聚散而变易，蚀于上部则喉伤而声自嗄[4]，

---

[1]煮饼：即淡熟面条，能益气养津。

[2]蚀：腐蚀。

[3]阴：指前后二阴。

[4]上部：指咽喉。　嗄：声音嘶哑。

以甘草泻心汤主之。蚀于下部则邪伤厥阴，厥阴为阴之尽，其病自下而冲上，故咽干[1]，以苦参汤主之。蚀于肛者，以雄黄熏之。熏洗二法，皆就其近治之也。

此言狐惑之病证治法也，《伤寒论》乌梅丸，亦可消息用之。

甘草泻心汤方

甘草四两，炙　黄芩　干姜　人参各三两　半夏半斤　黄连一两　大枣十二枚

上七味，以水一斗煮取六升，去滓再煎取三升，温服一升，日三服。

苦参汤方

苦参一升

以水一斗煎取七升，去滓，熏洗，日三。

雄黄熏法

雄黄一味为末，筒瓦二枚合之，烧，向肛熏之。

病者脉数，无热，微烦，默默但欲卧，汗出。初得之三四日，目赤如鸠眼[2]，七八日，目四眦黑[3]，若能食者，脓已成也，赤小豆当归散主之。

尤在泾云：脉数微烦，默默但欲卧，热盛于里也。无热汗出，病不在表也。三四日目赤如鸠眼者，肝脏血中之热，随经上注于目也。经热如此，脏热可知，其为蓄热不去，将成痈肿无疑；至七八日，目四眦黑，赤色极而变黑，则痈尤甚矣。夫肝与胃，互为胜负者也。肝方有热，势必以其热侵及于胃，而肝既成痈，胃即以其热并之于肝。故曰：若能食者，知脓已成也。且脓成则毒化，毒化则不特胃和，而肝亦和矣。赤豆、当归，乃排脓血、除湿热之良剂也。

又曰：此一条，注家有目为狐惑病者，有目为阴阳毒者，要之亦是湿热蕴毒之病。其不腐而为虫者，则积而为痈，不发于身面者，则发于肠脏，亦病机自然之势也。仲景意谓与狐惑阴阳毒同源而异流者，故特论例于此欤。

---

〔1〕下部：这里指前阴。

〔1〕鸠眼：鸠，鸟名，俗称斑鸠，其目色赤。

〔1〕四眦（zì 自）：指两眼内外眦。

赤小豆当归散方

赤小豆三升，浸令芽出晒干　当归十分

上二味，杵为散，浆水服方寸匕[1]，日三服。

阴阳二毒，是感非常灾疠之气，从口鼻而下入咽喉，致死甚速，试以阳毒言之。阳毒之为病，为异气中人之阳也。面赤斑斑如锦纹[2]，咽喉痛，吐脓血。五日经气未遍，故尚可救治，五日之外，五脏相传俱受邪，至七日阴阳经气已周而再行，则不可治，升麻鳖甲汤主之。

异气适中人之阴，则为阴毒。阴毒之为病，面目青，身痛如被杖[3]，咽喉痛，五日经气未遍，尚可救治，至七日阴阳经气已周而再行，则不可治，升麻鳖甲汤去雄黄蜀椒主之。

此言阴阳二毒，治之不可姑缓也。仲师所论阴毒阳毒，言天地之疠气，中人之阳气阴气，非阴寒极、阳热极之谓也。盖天地灾疠之气，便为毒气。人之血气，昼行于阳，夜行于阴，疠气之毒，值人身行阳之度而中人，则为阳毒。面者，诸阳之会，阳毒上于阳位，故面赤斑斑如锦纹。阳毒上迫胸膈，故吐脓血，以阳气法天，本乎天者亲上也。值人身行阴之度而中人，则为阴毒。邪入于阴，则血凝泣，血不上荣于面，而面目青；血不环周于一身，而身痛如被杖，以阴气主静，凝而不流之象也。夫阴阳二毒，皆从口鼻而下入咽喉。咽喉者，阴阳之要会也。感非时之疠气，则真气出入之道路，不无妨碍，故二毒俱有咽喉痛之证。要之异气中人，毒流最猛，五日经气未遍，尚可速治，若至七日，阴阳经气已周，而作再经，则不可治矣。方用升麻鳖甲汤以解之。升麻，《本经》云"气味甘平苦，微寒无毒。主解百毒，辟瘟疫邪气，入口皆吐出，中恶腹痛，时气毒疠，诸毒喉痛口疮"云云。君以升麻者，以能排气分，解百毒，能吐能升，俾邪从口鼻入者，仍从口鼻而出。鳖甲气味酸平无毒，佐当归而入肝，肝藏血，血为邪气所凝，鳖甲禀坚刚之性，当归具辛

---

[1]浆水：浆，酢也。《本草纲目》称浆水又名酸浆。

[2]锦纹：锦织的花纹。

[3]被杖：被棍打。

香之气，直入厥阴，而通气血，使邪毒之侵于营卫者，得此二味而并解。甘草气味甘平，解百毒，甘能入脾，使中土健旺，逐邪以外出。妙在使以蜀椒辛温，雄黄苦寒，禀纯阳之色，领诸药及解阳毒，其阴毒去雄黄、蜀椒者，以邪毒不在阳分，不若当归、鳖甲直入阴分之为得也。

升麻鳖甲汤方

升麻　当归　甘草各二两　蜀椒炒去汗，一两　鳖甲手指大一片，炙　雄黄半两，研

上六味，以水四升煮取一升，顿服之。老小再服取汗，阴毒去雄黄、蜀椒。《肘后方》：阳毒用升麻汤，无鳖甲，有桂。阴毒用甘草汤，无雄黄。

疟病脉证并治第四

师曰：疟者，寒热往来之有定候也。虽有三阳三阴之异，而其舍总不外乎半表半里之间，少阳主乎半表半里，脉必弦。今为之提其大纲曰疟脉自弦。而弦中之兼见者，弦数者多热，弦迟者多寒，一隅可以三反也。至于因证施治，弦小紧者，及其小而知其在里，可下之而差，弦迟者，多寒无有疑义，即可温之，弦紧而不小者，知其在表而不在里，可以发汗针灸也；弦而浮大者，知其邪在高分，可以吐而越之，弦数者多热，治则宜清，而热极生风，当知其为风发也〔1〕，若以上因脉施治诸法，治之而犹不止，更当以饮食消息止之。即《难经》所谓"损其脾者，调其饮食，适其寒温"之旨也。

此言疟证不离少阳，以弦脉为主，随其兼见者而施治也。末一句言治之不愈，求之脾胃，是为久疟虚疟者立一大法也。徐忠可、尤在泾诸家之解俱误。

男元犀按：《素问·疟论》言之甚详，大约邪气与卫气并居，合则病作，离则病休。一日发者，正气不虚，易愈。间日与三日，正气虚，内薄于阴，难愈。仲景以《内经》之旨深远、难与中人以下说法，另寻阴阳出入大冲要处，独取少阳为主，以补《内经》未言之旨，并示后人握要之图，开口即云疟脉自弦，看一自字，大有深意，见疟证虽各不同，而少阳脉之真面目，自不可掩。

病疟，以月计之一日一发，当十五日愈，以五日为一候，三候为一气，一气十五日也。人受气于天，天气更则人身之气亦更，更气旺则不受邪而愈也。设不差，当月尽解；是又更一旺气也。如其更二气而不差，当云何？师曰：此疟邪不衰，与气血痰饮，结为癥瘕〔2〕，名曰疟母，当急治之，宜鳖甲煎丸。

此言疟邪因人正气之衰旺，以为消长也。上节以饮食消息止之，为治久疟之正法。若有疟母，先急除其有形之癥瘕，再培其无形之元气，医者切不可托言小心，酿成姑息养奸之祸，如《景岳方》何人饮、休疟饮、追疟饮，

〔1〕风发：是指感受风邪后发病。
〔2〕癥瘕：腹中积块，形坚不变名癥，或聚或散名瘕。

皆调停两可，走江湖之套技。

鳖甲煎丸方

鳖甲十二分，炙　乌扇三分，烧即射干　黄芩三分　柴胡六分　鼠妇三分　干姜　大黄　桂枝　石苇去毛　厚朴　紫葳即凌霄　半夏　阿胶　芍药　牡丹　䗪虫各五分　葶苈　人参各一分　瞿麦二分　蜂巢四分，炙　赤硝十二分　蜣螂六分，熬　桃仁二分

上二十三味为末。取煅灶下灰一斗，清酒一斛五升，浸灰，俟酒尽一半，着鳖甲于中，煮令泛烂如胶漆，绞取汁，内诸药煎为丸，如梧子大，空心服七丸，日三服。《千金方》用鳖甲十二片，又有海藻三分，大戟一分，无鼠妇、赤硝二味。

师曰：阴气孤绝[1]，阳气独发[2]，阳独发，气为火蚀，火无水济，则热而少气烦冤[3]，阴孤绝，无以濡外，无以守中，则手足热而欲呕，名曰瘅疟[4]。若欲知其但热不寒之所以然者，须知其邪气内藏于心，外舍分肉之间，令人消烁肌肉[5]。肌肉为阴，阳极则消也。

按：《内经》所论之瘅疟，撮其大略，以肺素有热，而偶受风寒，内藏于心，外舍分肉，表则寒而里则热，缘阴气内虚不能与阳相争，故但热而不作寒也。师不出方，余比例而用白虎加桂枝汤，以白虎清心救肺，以除里热，加桂枝调和营卫，以驱外邪，诚一方而两扼其要也。即先热后寒，名为热疟，亦以白虎清其先，桂枝却其后，极为对证，此法外之法也。然此节与《内经》稍异，师又略节经文，不言及外感风寒，以"阴气孤绝，阳气独发"二句为主，方内有桂枝，又未中的，师早已熟审矣。若明薛立斋、张景岳、赵养葵，用六味地黄汤及玉女煎之说，反致滞邪生热而增剧，俗传疟痢三方，为害更速，师于此等重症而不出方者，欲人寻绎而自得也。《伤寒论》自序云：

---

〔1〕阴气孤绝：指阴津极度亏损。
〔2〕阳气独发：指阳邪亢盛。
〔3〕烦冤：胸中有烦闷不舒的感觉。
〔4〕瘅（dān 担）疟：但热不寒的一种疟病。
〔5〕消烁：消损的意思。

"若能寻余所集，思过半矣。"此物此志也。

男元犀按：下节白虎加桂枝汤，是《内经》所言之瘅疟，非师所云之瘅疟之治也。师未出方，似可借用竹叶石膏汤之类，而梨汁、甘蔗汁，亦可以佐之。

又有温疟者，冬不藏精，则水亏而火盛，火盛于内，外为寒气所格而不出，则火内郁，日盛一日，至春令感温气而发，夏令感热气而发。是病在伏气，与乍感不同，故其脉如平，但此病当凭证而不凭脉。《难经》云："温病之脉，行在诸经。"不知何经之病，即此意也。身无寒，但热，骨节烦疼，时呕，为热从肾出，外舍其合，而上并于阳明也。以白虎加桂枝汤主之。盖于大凉肺胃之中，加一辛温之品，因其势而利导之也。

此言温疟与《内经》不同，而其义则相表里也。然余谓仲师书，读其正面，须知其对面，须知其反面，须知其旁面，则顺逆分合，如织锦回文，字字扣得著。上节言瘅疟，单主阴绝阳发，以补经文之未尽，至于经文所云"肺热加以外感，为瘅疟之正证"亦包括在内，均一瘅疟，不无毫厘千里之判，此所以不率尔而出方也。至此节论温疟，又与《内经》不同，意者伏气外出之征，其始也，热为寒郁而内藏；其发也，寒因热盛而俯首。究竟酿此猖狂之热祸，皆缘寒邪之格外为祸端，以白虎清其热势，加桂枝追其所由来，可谓面面周到。且所云无寒但热疼呕之证，俱是《内经》瘅疟之正证，师于此补叙其正证，补出其正方，文法错综变化，非细心人不能体会。虽然，篇首有"弦数者，风发"一句，《伤寒论》有风温一证，于此可以悟开大觉路，即可以普济无量苍生矣。

白虎加桂枝汤方

知母六两　石膏一斤　甘草二两，炙　粳米二合　桂枝三两

上五味，以水一斗，煮米熟汤成，去滓，温服一升，日三服。

疟少热多寒者，非真寒也。缘无形之寒气，挟有形之痰饮，伏于心间，阳气不能外透于肌表，故多寒，甚则有寒无热、心为牡脏，因名之曰牡疟，以蜀漆散主之。驱其心胸结伏之痰饮。则内陷之邪，亦转旋而外出。

此言牡疟证也。方中云母无真，未能速效。且此方原是宣通心阳，使

气行于肌表，则不至偏阴用事，却不专在于涌吐也。故不注明"吐"之一字，余借用桂枝去芍药，加蜀漆龙骨牡蛎救逆汤如神。

蜀漆散方

蜀漆烧去腥　云母烧二日夜　龙骨等分

上三味，杵为散，未发前，以浆水服半钱匕。

附《外台秘要》三方

牡蛎汤　治牡疟。

牡蛎　麻黄各四两　甘草二两　蜀漆三两

上四味，以水八升，先煮蜀漆、麻黄，去上沫，得六升，内诸药煮取二升，温服一升。若吐则勿更服。

尤在泾云：此系宋孙奇等所附，盖亦蜀漆散之意，而外攻之力较猛矣。赵氏云：牡蛎软坚消结，麻黄非独散寒，且可发越阳气，使通于外，结散阳通，其病自愈。

柴胡去半夏加栝蒌根汤　治疟病发渴者，亦治劳疟。

柴胡八两　人参　黄芩　甘草各三两　栝蒌根四两　生姜三两　大枣十二枚

上七味，以水一斗二升煮取六升，去滓，再煎取三升，温服一升，日三服。

徐忠可云：疟邪在半表半里之间，入与阴争则寒，出与阳争取热，此少阳之象也。是谓少阳而兼他经之证则有之，谓他经而全不涉少阳，则不成其为疟矣。所以小柴胡为少阳主方，渴易半夏加栝蒌根，亦治少阳成法也。攻补兼施，故亦主劳疟。

柴胡桂姜汤　治疟寒多微有热，或但寒不热，服一剂如神。

柴胡半斤　桂枝三两　干姜二两　栝蒌根四两　黄芩三两　甘草二两，炙　牡蛎二两

上七味，以水一斗煮取六升，去滓再煎取三升，温服一升，日三。初服微烦，复服汗出便愈。

赵氏曰：此与牡疟相类而实非。牡疟邪客心下，此风寒湿痹于肌表，肌表既痹，阳气不得通于外，遂郁伏于营血之中，阳气化热，血滞成瘀，著

于其处，遇卫气行阳二十五度及之则病作；其邪之入营者，既无外出之势，而营之素痹者，亦不出而与阳争，故少热或无热也。是用柴胡为君，发其郁伏之阳；黄芩为佐，清其半里之热；桂枝、干姜，所以通肌表之痹；栝蒌根、牡蛎除留热，消瘀血；甘草和诸药，调阴阳也。得汗则痹邪散瘀热行，而病愈矣。

中风历节病脉证并治第五

　　中风之病，《内经》论之甚详，而读者每苦不得其要，且多与痹合论，同中之异，更不可以不辨。夫风之为病[1]，中人彻于上下，故当半身不遂，或著于一处，但臂不遂者，此不为风而为痹，此风与痹之大分别也。然风从虚入，热从风发，故诊其脉虚为微而热为数，可以一言定之曰：中风既成之证使然[2]。若未中之前，初中之顷，则不尽然也。

　　此一节，先辨风与痹之殊，后之"脉微而数，中风使然"八字，提出中风之大纲，如大海行舟，茫茫无际，中按罗经[3]，以定子午，则所向自无差错。余注之曰：风从虚入，指阳虚而言也。阳字指太阳而言，太阳虚，则不能卫外而为固，故脉微。余又注之曰：热从风发，以其人素有内热，而风中之，风为阳邪，内热外风，风火交煽，故脉数。学者当知此八个字，是大慈大悲菩萨，立于云端指示，以下止有四方。首方则为初中时邪未侵心者，示一堵塞法；次方为既中后，邪已入心为瘫痪者，示一下热法；三方为邪已入心，病如狂状者，示一表里兼治法；四方为风攻于头而不去，示一外治法。细绎方意无非着眼于少阴，少阴兼手足而言，寒从水化而归于下，以足少阴为主，风从火化而归于上，以手少阴为主。知其真证，使得真方，学者当于引而不发之中，得其跃如之妙。

　　虽然，风从虚入，虚则脉微，热从风发，热则脉数，此为风证之既成，从少阴而化热者言之也。若论其初，风不挟寒，则为和风，唯其挟寒，则伤人甚速，始伤皆由营卫，心营肺卫，必以寸口为凭，若中风而偏于寒者，寸口脉浮而紧，紧则为寒，浮则为虚；寒虚相搏，邪在皮肤；正不足而邪乘之也，气行脉外，血行脉中，浮而有余者，必沉而不足，故以浮者断为血虚，血虚则无以充皮肤而养络，故络脉空虚；又无以循常度以御邪。

---

〔1〕夫风之为病：此"风"字即指"中风病"而言。
〔2〕中风使然：此"风"字指外感风邪致病而言。
〔3〕罗经：即罗盘，由有子午方位刻度的圆盘中间装指南针构成。

故贼邪不泻[1]，或左或右；邪气所伤，则筋脉不用而反缓，无邪之处，则其正气独治而即急[2]，正气引邪，其口目㖞僻不遂[3]。左㖞者邪反在右，右㖞者邪反在左，不可不知也。虽然，或左或右，则有邪正缓急之殊，而为表为里，亦有经络脏腑之别。若邪在于络，络邪病表，故肌肤不仁[4]；邪在于经，经邪病里，即筋骨重滞而不胜[5]；邪入于府，则胃府燥热，其支脉络心，大妨神气之出入，即不识人；邪入于脏，心肾二脏，俱连舌本，脏气厥而不至舌下，故舌即难言，且廉泉亦开，口必吐涎。

此为初病中风之偏于寒者，而详其证之递深也。师未出方。徐忠可云：节下侯氏黑散即次之，疑系此证之方。然余谓四肢烦重，心中寒甚者为的剂，若风火交煽，喻嘉言取用驱风至宝膏甚妙。方用：防风二两半，白术一两半，芍药二两半，芒硝五钱，生石膏一两，滑石三两，当归二两半，黄芩一两，甘草二两，大黄五钱，连翘五钱，川芎三两半，麻黄五钱，天麻一两，山栀子五钱，荆芥五钱，黄柏五钱，桔梗一两，薄荷五钱，熟地黄一两，羌活一两，人参一两，全蝎五钱，细辛五钱，黄连五钱，独活一两，共二十六味为末，炼蜜丸弹子大，每服一丸，细嚼，茶酒任下，临卧服。但此方医者病人，或疑其散，或疑其攻，或疑其杂，往往不肯服而死，盖有命焉，不可强也。吕纯阳大丸更效。又按：风中经络与府者，可用驱风至宝膏。若入脏，最防进入于心，宜用侯氏黑散，于驱补之中，行其堵截之法。至于风引汤，按法用之，无往不利。

侯氏黑散　治大风，四肢烦重，心中恶寒不足者。《外台》用治风癫。

徐忠可云：此为中风家挟寒而未变热者，治法之准则也。谓风从外入，挟寒作势，此为大风，证见四肢烦重，岂非四肢为诸阳之本，为邪所痹而阳气不运乎？然但见于四肢，不犹愈体重不胜乎？证又见心中恶寒不足，岂非渐欲凌心乎？然燥热犹未乘心，不犹愈于不识人乎？故侯氏黑散用参苓归

---

〔1〕贼邪不泻：邪气稽留于经络。

〔2〕急：拘急之意。

〔3〕㖞僻：口眼歪斜。

〔4〕不仁：失去知觉。

〔5〕重不胜：肌体重滞不易举动。

芎，补其气血为君；菊花、白术、牡蛎，养肝脾肾为臣；而加防风、桂枝，以行痹著之气；细辛、干姜以驱内伏之寒，兼桔梗、黄芩，以开提肺热为佐；矾石所至，除湿解毒，收涩心气，酒力运行周身为使。庶旧风尽出，新风不受，且必为散，酒服至六十日止，又常冷食，使药积腹中不下，盖邪渐侵心，不恶热而恶寒，其由阴寒可知，若胸中之阳不治，风必不出，太阳之气，行于胸中，徐氏此注，精细之至，故先以药填塞胸中之空窍。壮其中气，而邪不内入，势必外消，此即《内经》所谓塞其空窍，是为良工之理，若专治其表里，风邪非不外出，而重门洞开，出而复入，势将莫御耳。

男元犀按：徐氏煞此九个字，真阅历有得之言，不可顺口读去。

侯氏黑散方

菊花四十分　白术　防风各十分　桔梗八分　黄芩五分　细辛　干姜　人参　茯苓　当归　川芎　牡蛎　矾石　桂枝各三分

上十四味，杵为散，酒服方寸匕，日一服，初服二十日，温酒调服。禁一切鱼肉大蒜，常宜冷食，六十日止，即药积腹中不下也，热食即下矣，冷食自能助药力。

喻嘉言云：方中取用矾石以固涩诸药，使之积留不散，以渐填空窍，必服之日久，风自以渐而息。所以初服二十日，不得不用酒调下，以开其痹著，以后则禁诸热食，惟宜冷食，如此再四十日，则药积腹中不下，而空窍塞矣。空窍填则旧风尽出，新风不受矣。盖矾惟得冷即止，得热即行，故嘱云热食即下矣。冷食有能助药力，抑何用意之微耶？

愚按：风家挟寒，虽未变热，而风为阳邪，其变甚速，观此方除热之品，与祛寒之品并用，可见也。高明如尤在泾，尚有疑义甚矣，读书之难也！余每用此方，病人惑于人言而不敢服，辄致重证莫救，不得已遵喻嘉言法，用驱风至宝膏，或借用后卷妇人门竹叶汤，一日两服多效。然亦有不得不用此散者，亦必预制以送，不明告其方，以杜庸俗人之论说也。

又有中风而偏于风者，亦辨其脉于寸口，寸口脉迟而缓，迟者，行之不及，不及则为寒，缓者，至而无力，无力则为虚，营行脉中，沉而见缓则为之血，卫行脉外，浮而见缓则为中风。然营卫俱在肤表与肌腠，尚未中经也。若邪气中经，营卫气弱，津血凝滞，则身痒而疹；若心气不足，邪气入中，则邪混胸中，阻遏正气，为胸满而短气。

此为中风之偏于风者，而详其证之递深也。风为阳邪，其脉主缓，师未出方。徐忠可云：此节下即以风引汤攻之，疑系此证之方。余甚服其识，然与驱风至宝膏互服亦妙。此节以迟脉托出缓脉，言迟则为寒者，以扇动之气虽寒，而自人受之，则为阳邪，故分疏营卫二句，单承缓而不言迟，则可知其所独重矣。

风引汤 除热瘫痫。

徐忠可云：风邪内进，则火热内生，五脏无甚，进归入心，故以桂甘龙牡通阳气安心肾，为君；然厥阴风木与少阳相火同居，火发必风生，风生心挟木势侮其脾土，故脾气不行，聚液成痰，流注四末，因成瘫痪，故用大黄以荡涤风火湿热之邪，为臣；随用干姜之止而不行者以补之，为反佐；又取滑石、石膏清金以伐其木，赤白石脂厚土以除其湿，寒水石以助肾水之阴，紫石英以补心神之虚，为使。故大人小儿风引惊痫，皆主之。何后世以为石药过多而不用，反用脑麝以散真气、花蛇以增恶毒耶？

愚按：用前方而尚恐其不及者，宜黄连阿胶汤，从少阴之本以救之；余热不除，虚羸少气，近于痿证者，以竹叶石膏汤清补之。二方如神。

风引汤方 此方主清热以除其风。

大黄 干姜愚按：应减半用 龙骨各四两 桂枝 甘草 牡蛎各二两，愚按：此品应加倍 寒水石 滑石 赤石脂 白石脂 紫石英 石膏各六两

上十二味杵，粗筛，以韦囊盛之[1]，取三指撮，井花水三升煮三沸[2]，温服一升。治大人风引[3]，小儿惊痫瘛疭[4]，日数发，医所不疗，除热方。

巢氏云：脚气宜风引汤。按喻嘉言云：本文有正气引邪，㖞僻不遂等语，

[1]韦囊：古代用皮革制的盛药器。
[2]井花水：即井华水，在平旦最先汲的井水，取其清洁之意。
[3]风引：即中风牵引之意。
[4]瘛疭（chì zòng 赤纵）：俗称"抽风"，瘛，即筋急挛缩；疭，即筋缓纵伸。

故立方即以风引名之。

更有防己地黄汤，治风逆入心，风乘火势，火借风威其病如狂状，妄行，独语不休，热逆于内而外反无热〔1〕，浮为风之本脉，而风火交扇，其脉益浮。

此亦风逆入心之治法也。徐灵胎云："此方他药轻而生地独重，乃治血中之风也，此等法最宜细玩。"愚按：《金匮》书寥寥数语，读者如疑其未备，然而所包者广也。中风以少阴为主，此节言风逆于少阳之征，出其方治曰病如狂状，妄行，独语不休者，盖以手少阴心火也。阳邪逆之，则风乘火势，火借风威，其见证无非动象。曰无热者，热归于内，外反无热，即《伤寒论》桂枝二越婢一汤证，外无大热之例也。曰其脉浮者，风火属阳之本象也。然有正面，即有对面，手足少阴，可一而二之，实二而一之者也。考之唐宋后各家之论中风，曰昏迷不醒等证，其不为狂状可知也。曰猝倒口噤等证，其不为妄行狂语可知也。曰面如妆朱，可知寒盛于下，格阳于上，不能无热也。曰冷汗不止，可知其四肢厥逆不止，无热也。曰脉脱，曰无脉，又将何以言浮乎？盖以足少阴肾水也。阴邪逆之，则寒水相遭，寒冰彻骨，其见证无非静象，方书用三生饮一两，薛立斋又加人参一两者，盖指此也。若痰涎如涌，三因白散可用；真阳上脱，气喘痰鸣，黑锡丹可用。凡此皆为四逆证之例，究非中风之本证，其证见于《伤寒论》中，《金匮》辟之于中风门外，所以示立法之纯也。

防己地黄汤方

防己　甘草各一分　桂枝　防风各三分

上四味，以酒一杯渍之，绞取汁，生地黄二斤，哎咀蒸之，如斗米饭久，以铜器盛药汁，更绞地黄汁，和，分再服。按：此方表里兼治，后人驱风至宝膏方，从此方悟出。

头风摩散　此言偏头风之治法也。附子辛热以劫之，盐之咸寒以清之，内服恐助其火，火动而风愈乘其势矣。兹用外摩之法，法捷而无他弊，且驱壳之病，《内经》多用外法，如马膏桑钩及烫法皆是，今人不讲之矣。

---

〔1〕无热：明代赵开美校刻本作"无寒热"三字。

头风摩散方

大附子一枚　盐等分

上二味为散，沐了，以方寸匕摩疾上，令药力行。

愚按：中风，大证也。《内经》与风痹、风懿等证并论，读者莫得其要。后世主火、主气、主血、主痰、主虚，纷纷不一，而且以真中、类中分门，张景岳又以非风另立一门，而中风究系何病？究用何方？茫然无据，每致患者十难救一。今读《金匮》此论，以风字专指八方之风，中字从外入内，如矢之射人一般。病从太阳而起，在外在府者为浅，在内在藏者为深，进于少阴者为较重，何等明亮！何等直捷！何等精粹！间有言之未尽者，余于小注、总注，遵先生之大旨而补之，庶无驳而不纯，编而不举之憾。其云邪在于络二句，言络邪病表，在六经之表也。其云邪在于经二句，言经邪病里，在六经之里也。其云邪入于府，即不识人二句，府指阳明之胃府也。其云邪入于藏，舌即难言二句，藏指少阴之藏也。均以风引汤为主，余又以驱风至宝膏佐之。本卷附方，亦可消息而借用之，但不可令喧客夺主耳。而第一方候氏黑散，为逐风填窍之神剂，凡中风证初患未经变热者宜之，病后尤赖以收功，免致再患，为终身之废疾。《金匮》论只七节，方只四首，其实论外有论，方外有方，所贵读者之善悟也。江西喻嘉言喜读仲景书，著《医门法律》全录《金匮》原文，而参以时说，以致夺朱乱雅。其中有彼善于此者，如资寿解语汤，治中风脾缓、舌强不语、半身不遂等证，方用防风、炮附子、天麻、酸枣仁各一钱，肉桂、羚羊角各八分，羌活、甘草各五分，水煎，入竹沥二匙，姜汁一滴服。又于此方去羌活，加熟地黄、枸杞子、菊花、胡麻仁、天门冬，治肾虚风入不语，以少阴脉萦舌本也。又补录地黄饮子方，治舌喑不能言，足废不能用，以肾虚气厥不至舌下，方用熟地黄、巴戟天、山茱萸、肉苁蓉、石斛、炮附子、五味子、白茯苓、石菖蒲、远志、肉桂、麦冬各五分，加生姜五片，枣二枚，薄荷五叶，水一杯半煎八分服。嘉言引此数方，大与《金匮》所论相反，后人遵其法而多误。《医学梯阶》讥其驳杂，信不诬也。余在直隶供职，著《金匮要略浅注》，此一证稿经三易，忽于防己地黄汤证，从对面反面处会悟，遂不禁拍案大呼曰：风为阳邪，烂熟语，大有精义！他若阴邪为病，如三生饮、三因白散、黑锡丹等法，当辟之于中风门外，即加味六君子汤。嘉言注云：治四肢不举，属于脾土虚者，须用此以治其本，不可加入风药，方用人参、白术、茯苓、甘草、陈皮、半夏各一钱，麦门冬三钱，姜三片，枣二枚，水二杯煎六分，加竹沥一小盏，温服；口渴者，去半夏，加葳蕤、石膏；虚甚不热者，加附子，此亦主虚而立论，或为善后调理之法则可。若中风时，借此汤培元气以胜邪，亦何异于闭门而追寇哉！

病有递历关节而痛者，名曰历节。大抵由于肝肾先虚，而心阳复郁而起，诊其两手寸关尺之寸口脉沉而弱，沉即主骨，弱即主筋，沉即为肾，弱即为肝；脉象如此，肝肾之虚可知也，然人身之汗，由于心液所化，今汗出入浴水中，虽有形之水，不能直入，而无形之寒气，从汗孔而内侵，如水伤心，盖心火也，水火也，外水内火，郁为湿热，则病成历节痛而黄汗亦时出[1]，然此非中风不遂者比，故但曰历节。

此言历节之病，明其病因，大抵寒郁其热，究其病源，大抵虚致邪聚也。然"汗出入水"四字，言寒热互搏，不过于最易见者示其端，惟善读《易》者[2]，可以悟其理也。尤在泾云：此证若非肝肾先虚，则虽得水气，未必便入筋骨，非水湿内侵，则肝肾虽虚，未必便成历节，仲景明其委而先溯其源，以为历节多从虚得之也。又云：后《水气篇》中云"黄汗之病，以汗出入水中浴，水从汗孔入得之"。合观二条，知历节黄汗，为同源异流之病，其瘀郁上焦者，则为黄汗，其并伤筋骨者，则为历节也。

亦有湿热在内，因风而成历节者，难以一言括其病由，惟以"饮酒汗出当风所致"八个字，浅浅言之，人可共晓。然致之则有三：一曰在胃，胃脉取之跌阳，若跌阳脉浮而滑[3]，滑本主实，今诊其脉，滑则知其谷气之实，然则谷何以不行而实，岂非酒湿先伤之乎！浮为阳象，今诊其脉，浮则知其胃热而汗自出。然则胃何以致热，岂非风搏其湿而化热乎。

---

〔1〕黄汗：病名，汗出色黄。不过此处的黄汗仅是历节病的一种症状。

〔2〕《易》：指《易经》。

〔3〕跌阳：属足阳明胃经的经脉，位在足背胫前动脉搏动处。

一曰在肾，肾脉取之太溪，亦谓之少阴脉，若少阴脉浮而弱[1]，弱则血不足，浮则为风，风血相搏，即疼痛如掣，然则，风何以得至于少阴？岂非因酒湿挟风乘之乎？一曰肥盛之人，若肥盛之人其脉不滑而为涩小[2]，便知因湿阻滞而短气，因风作使而自汗出，风湿相搏，则历节疼不可屈伸，然则，肥人多湿，其脉宜滑，今何以骤见涩小？岂非酒湿困之乎？且汗出之后，其痛宜从汗而解，今何以汗出而疼不可忍？岂非湿而挟风乎？三证不同，而因湿热而受风则一，可以一言断之曰，此皆饮酒汗出当风所致。

此节，节中分三段，皆言饮酒汗出当风，而成历节也。饮酒主湿热而言，凡湿热内盛之人，皆以饮酒例之，与上节汗出入水，俱宜活看。上节拈出"水"字为例，以阴邪郁其内热者，视诸此也。此节拈出风字为例，以阳邪搏其湿热者，视诸此也。

上言脉沉而弱，沉即主骨，弱即主筋等，尚未出方，兹更申言其虚极之证，而补其方。诸肢节疼痛，历节之证既成也。身体尪羸[3]，其虚证一望便见，而且脚肿如脱[4]，气绝于下，头眩短气，气虚于上，温温欲吐[5]，气逆于中，此三焦气血两虚，以桂枝芍药知母汤主之。

此言肝肾俱虚，虚极而营卫三焦亦因之而俱病也。徐忠可云：桂枝行阳，知、芍养阴，方中药品颇多，独挈此三味以名方者，以此证阴阳俱痹也。又云：欲制其寒，则上之郁热已甚，欲治其热，则下之肝肾已痹，故桂芍知附，寒热辛苦并用而各当也。

桂枝芍药知母汤方

桂枝四两　芍药三两　甘草　麻黄　附子各二两　白术　知母　防风各四两　生姜五两。

上九味，以水七升煮取二升，温服七合，三日服。

上言因虚而病历节，既出其方治矣。而所以致虚之由，未言也。盖致虚由，不止一端，

---

〔1〕少阴：指手少阴神门脉和足少阴太溪脉。

〔2〕盛人：即身体肥胖的人。

〔3〕尪羸（wāng léi 汪雷）：指身体瘦弱。

〔4〕脚肿如脱：形容两足肿大麻木，好像要脱落的样子。

〔5〕温温：即心中郁郁不舒的感觉。

因虚而病，不止历节一证，兹请更详其病由，兼别其疑似，如饮食间味过酸则病肝而伤筋，筋伤则不收持而缓[1]，名曰泄；过咸则病肾而伤骨，骨伤则不能立而痿[2]，名曰枯；枯泄相搏，名曰断泄[3]，断泄者，荣气涸流而不通，荣不通则卫不独行，荣卫俱微，盖荣卫者，水谷之气，三焦受气于水谷，而四肢秉气于三焦，故荣卫微则三焦气乏，而无所御，四属失养而断绝[4]。由于精微不化于上，而身体羸瘦，阴浊全注于下，他处瘦小，而独足肿大，而且黄汗出，胫常冷，此肝肾虽虚，不由于湿当风所致，不成历节，绝无发热之证也。假令发热，便为历节也。

此承上节肝肾俱虚证，而究其致虚之由，而推广言之。又以因虚成病，不发热者为劳伤，而发热者为历节，虚同而证则不同也。徐忠可云：历节与黄汗最难辨，观仲景两言假令发热便为历节，似历节有热而黄汗无热，然仲景叙黄汗，又每曰身热，则知黄汗亦可有热，总无不热之历节耳。若黄汗由汗出入水中浴，历节亦有由汗出入水而水伤心，故黄汗汗黄，历节或亦汗黄，则知历节之汗亦有不黄，总无汗不黄之黄汗耳。若历节言肢节疼，言疼痛如掣，黄汗不言疼痛，则知肢节痛，历节所独也。若黄汗言渴，言四肢、头面肿，言上焦有寒，其口多涎，言胸中窒不能食，反聚痛，暮躁不得卧，而历节但有足肿黄汗，则知以上证，皆黄汗所独也。若是者何也？黄汗历节，皆是湿郁成热，逡巡不已，但历节之湿，邪流关节，黄汗之湿，邪聚膈间，故黄汗无肢节痛，而历节少上焦证也。

病历节不可屈伸，疼痛，上既言其症，今可补其方，以乌头汤主之。

尤在泾云：此治寒湿历节之正法也。徐忠可云：病历节，括足肿发热言，承上文也。按：足肿而膝胫不冷，似可加黄柏、知母。

乌头汤方 亦治脚气疼痛，不可屈伸。

麻黄　芍药　黄芪各三两，炙　乌头五枚，㕮咀，以蜜三升，煎服一升，即出乌头。

---

[1] 缓：指筋脉弛缓，不能随意运动。
[2] 痿：指肢体筋脉弛软无力，渐至萎缩不能随意运动的一种病证。
[3] 断泄：《医宗金鉴》以为是断绝之讹。肝不能收敛，肾不能生髓，人体生机日衰，来源逐渐断绝。
[4] 四属：指四肢。

大附子亦可

上四味，以水三升煮取一升，去滓，纳蜜煎中，更煎之，服七合。不知，尽服之。

矾石汤 治脚气冲心

矾石二两

上一味，以浆水一斗五升煎三五沸，浸脚良。此脚气外治之方也。前云疼痛不可屈伸，以乌头汤主之。至于冲心重证，似难以外法倖功。然冲心是肾水挟脚气以凌心，而矾能却水，兼能护心，所以为妙，想必以乌头汤内服后，又以此汤外浸也。

附 方

考岐伯谓中风有四：一曰偏枯，半身不遂；二曰风痱，于身无所痛，四肢不收；三曰风懿，奄忽不知人；四曰风痹，诸痹类风状。风懿，即该中风卒倒内，《金匮》不重举。

古今录验续命汤 治中风痱，身体不能自收持，口不能言，冒昧不知痛处，或拘急不得转侧。

麻黄　桂枝　甘草　干姜　石膏　当归　人参各三两　杏仁四十粒　川芎一两五钱

上九味，以水一斗，煮取四升，温服一升，当小汗，薄覆，脊凭几坐，汗出则愈，不汗更服，无所禁，勿当风。并治但伏不得卧，咳逆上气，面目浮肿。

徐忠可云：痱者，痹之别名也。因营卫素虚，风入而痹之。故外之营卫痹，而身体不能自收持，或拘急不得转侧；内之营卫痹，而口不能言，冒昧不知痛处，因从外感来，故以麻黄汤行其营卫，干姜、石膏调其寒热，而加芎、归、参、草，以养其虚。必得小汗者，使邪仍从表出也。若但伏不得卧，咳逆上气，面目浮肿，此风入而痹其胸膈之气，使肺气不得通行，独逆而上攻面目，故亦主之。

千金三黄汤 治中风，手足拘急，百节疼痛，烦热心乱，恶寒，《经》曰不欲饮食。

麻黄五分　独活四分　细辛　黄芪各二分　黄芩三分

上五味，以水六升煮取二升，分温三服，一服小汗出，二服大汗出。

心热加大黄二分，腹满加枳实一枚，气逆加人参三分，悸加牡蛎三分，渴加栝蒌根三分，先有寒加附子一枚。

徐忠可云：此风入营卫肢节之间，扰乱既久，因而邪袭肾府，手足拘急，阳不运也；百节疼痛，阴不通也；烦热心乱，热收于心也；恶寒经日，不欲饮食，肾家受邪，不能交心关胃也。故以麻黄通阳开痹，而合黄芪以走肌肉，合黄芩以清邪热，独活、细辛专攻肾邪为主，而心热腹满，气逆悸渴，及先有寒，各立加法，为邪入内者，治法之准绳也。

近效术附汤 治风虚头重眩，苦极，不知食味，暖肌补中，益精气。

白术一两　附子一枚半，炮去皮　甘草一两，炙

上三味，锉每五钱匕，姜五片，枣一枚，水盏半煎七分，去滓，温服。

按：喻嘉言云，《经》谓"内夺而厥，则为风痱"。仲景见成方中，有治外感风邪，兼治内伤不足者，有合经意，取三方，以示法程。一则曰古今录验续命汤，治营卫素虚而风入者；再则曰千金三黄汤，治虚热内炽而风入者；三则曰近效术附汤，治风已入藏，脾肾两虚，兼诸痹类风状者，学者当会仲景意，而于浅深寒热之间，以三隅反矣。

崔氏八味丸 治脚气上入少腹，不仁。

干地黄八两　山茱萸　山药各四两　泽泻　茯苓　牡丹皮各三两　附子一枚　桂枝一两

上八味末之，炼蜜丸，梧子大，酒下十五丸，日再服。按：宜服三钱。

按：汉之一两，今之三钱零。此方附子用一枚，计今之法马，重应一两。此方地黄应用二两六钱六分，山药、山茱萸应用一两三钱三分，泽泻、茯苓、丹皮应用一两，桂枝应用三钱三分，附子一枚应用一两。今人分两多误，今特核正，如若多用，照此递加。

千金越婢加术汤 治内极热则身体津脱，腠理开，汗大泄，厉风气，下焦脚弱。

麻黄六两　石膏半斤　生姜二两　甘草二两　白术四两　大枣十五枚

上六味，以水六升先煮麻黄，去上沫，纳诸药，煮取三升，分三服。恶风加附子一枚，炮。

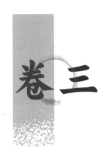
血痹虚劳病脉证并治第六

问曰：血痹之病，从何得之？师曰：夫尊荣之人[1]，形乐而志苦，志苦故骨弱形乐故肌肤盛[2]，然骨弱则不能耐劳，肌肤盛则气不固，若重因疲劳则汗出，汗后愈疲而嗜卧，卧中不时动摇，加被微风，遂得而干之。风与血相搏，是为血痹。但以血痹人两手寸关尺六部脉本自微涩，一见脉微，则知其阳之不足，一见脉涩，则知其阴之多阻，而其邪入之处在于寸口，以左寸之心主营，右寸之肺主卫也。今诊其关上之寸口小紧，紧为邪征，又合各部之微涩，可知阳伤，而邪困以阻其阴，必得气通，而血方可循其度。宜针引阳气，令脉和紧去则愈。

此言血痹之症，由于质虚劳倦，列于虚劳之上，与他痹须当分别也。

血痹症脉之通体阴阳俱微[3]，前言微涩，今言微而不言涩，以涩即在微中也。寸口脉在关上者亦微，尺中小紧，前言紧在关上之寸口，今言紧在尺中，非前后矛盾也？邪自营卫而入，故紧止见于寸口，既入之后，邪搏于阴而不去，故紧又见于尺中也。外证身体不仁，虽如风痹之状，其实非风，以黄芪桂枝五物汤主之。《经》云："阴阳形气俱不足者，勿刺以针，而调以甘药。"兹方和营之滞，助卫之行，甘药中亦寓针引阳气之义也。

---

〔1〕尊荣人：指古时代养尊处优的人。
〔2〕骨弱肌肤盛：意即肌肉虽然丰满，但抗病力不强。
〔3〕阴阳俱微：指营卫之气皆不足。

此节与上节合看，其义始备。其方即桂枝汤，妙在以芪易草，倍用生姜也。

黄芪桂枝五物汤

黄芪三两　芍药三两　桂枝三两　生姜六两　大枣十二枚

上五味，以水六升煮取二升，温服七合，日三服。

虚劳病，其机一见于脉，即当早治。夫男子平人[1]，脉大为七情色欲过度，内损肾精，势将为劳，脉极虚为饥饱劳役过度[2]，内损脾气亦为劳。病者须当治之以早也。

此以大虚二脉，提出虚劳之大纲。意者肾经损则真水不能配火，故脉大；脾气损则谷气不能内充，故脉虚。二脉俱曰为者，言其势之将成也。《难经》云：损其脾者，调其饮食，适其寒温；损其肾者，益其精。未雨绸缪，其在斯乎！

虚劳病，见于脉者，尚隐而难窥，而征之于色，则显而易见，男子面色无华而浅薄者[3]，主气不布精而口渴及失血过多而亡血，卒然之顷，或气不顺而喘，心不宁而悸，更诊其脉，若脉之浮于外者，便知其里之虚也。甚则为真阴失守，孤阳无根，气散于外，精夺于内之急证，可不畏哉！

此言望色而得其虚，又当参之于脉，而定其真虚与否也。

男子劳而伤阳，阳气不足，其脉虚沉弦，不关外邪，其身无寒热，但病短气里急，小便不利，面色白，为阳伤之易见者，人可共知，而上虚则眩，当随时自见其目瞑阳虚阴必走[4]，有时兼见为鼻衄，丹田、气海、关元等穴，俱在少腹，元阳伤则少腹满，此为劳而伤阳使之然。劳而伤阴之为病，阴病而虚，虚阳愈炽，其脉浮大，手足烦，春夏木火炎盛之际，气浮于外，则里愈虚而剧，秋冬金水相生之候，气敛于内，则不外扰而差，阴虚而阳必荡，故阴寒精自出[5]，精枯而骨渐痿，故酸削不能行[6]。此为劳而伤阴使之然，男子精气交亏，气亏而脉浮弱，精亏而脉涩，为得天之禀不足，当无子，

---

〔1〕平人：指从外表形体上观察并无病态的人。但从本条文看，却不是指健康人，
　　　正如《难经》所说："脉病人不病者。"

〔2〕脉极虚：明代赵开美校刻本无"脉"字。

〔3〕面色薄：指面色㿠白而无华。

〔4〕目瞑：指眼睛闭着难以睁开。

〔5〕阴寒：阴指前阴，"寒"字应作"虚"字解。

〔6〕酸削：指两腿酸痛消瘦。

盖其人之精气定是清冷。

此三节首言劳而伤阳，是承第一节脉极虚为劳句来；次言劳而伤阴，是承第一节脉大为劳句来；三言精气俱亏，本于赋禀，是承第二节脉浮里虚也二句来。然阴阳有互根之理，天定胜人，人定亦可胜天，此中调燮[1]，补救之道，良医功同良相。若熟江湖经走富贵门者，恃有八仙长寿丸、六味地黄丸、左右归丸、人参养荣汤、补中益气汤、金水六君煎、百花膏、加味归脾汤、加味逍遥散等之捷径，不必言及此也。

以上各证，虽有阴阳之殊，而总不外乎一虚，于虚中求一真面目，当知有精气神三宝，于精气神中求一真救治，则惟有桂枝龙骨牡蛎汤一方，谓为失精家之主方。而以上阴阳互见之证，亦在其中，亦且精气神之为病，千变万化，无不总括其中。夫肾主闭藏，肝主疏泄，失精家[2]，过于疏泄，故少腹弦急，前阴为宗筋之所聚，气随精而过泄，故阴头无气而自寒[3]，肝开窍于目，黑水神光属肾，肝肾虚故目眩，肾之华在发，肝藏血，发者血之余，肝肾虚故发落，以上诸症，征之于脉，脉极虚芤迟，迟为清谷，芤为亡血，虚为失精。然失精家脉复不一，苟脉得诸芤动微紧，男子为阴虚不得阳之固摄而失精，女子为阴虚不得阳之刚正而梦交，以桂枝龙骨牡蛎汤主之。是汤也伊圣阐阴阳造化之微，与小建中等方相表里，用得其法，则头头是道矣。

此为阴虚者出其方也。其方看似失精梦交之专方，而实为以上诸证之总方也。时医止知桂枝为表药，龙牡为涩药，妄测高深，皆不读《神农本草经》之过也。自夫失精家，至桂枝加龙骨牡蛎汤止，隐承第一节脉大为劳意，言虚阳盛而真阴虚者，故以脉之浮大边为主，而间有沉弦微紧者，仍露出阳衰之象，盖以阴根于阳，阴病极则并伤其阳也。故其方以桂枝汤调阴阳，加龙骨、牡蛎以专滋其阴。可知阴虚中又有阴阳之分也；故小注中多以阴阳分析。又按《小品》云：虚弱浮热汗出者，此方除桂枝、加白薇、附子各三分，名曰二加龙骨汤。盖以桂性升发，非阴虚火亢者所宜，况此证之汗，因虚阳

---

〔1〕调燮（xiè 谢）：即调理之意。

〔2〕失精家：素有梦遗或滑精的病人。

〔3〕阴头寒：外阴部寒冷。

鼓之而外溢，必得白薇之苦寒泻火，即是养阴；附子之辛热导火，亦是养阴，功同肾气丸。但肾气丸《金匮》中五见，皆从利小便中而治各证，不若此方之泛应曲当也。究之偏于阴虚者宜此，否则原方及小建中等方，阴阳并理，面面周到，可谓入神。唐王焘《外台秘要》多用仲师小品方。

桂枝龙骨牡蛎汤方

桂枝　芍药　生姜各三两　甘草二两，炙　龙骨　牡蛎各三两　大枣十二枚

上七味，以水七升煮取三升，分温三服。

男元犀按：龙者，天地之神也。龙骨者，龙之所脱也。海者，水之所归也。牡蛎者，海气之所结也。古圣人用此二味，绝大议论，今人以固涩止脱四字尽之，何其浅也！

天雄散方

天雄三两，炮　白术八两　桂枝六两　龙骨三两

上四味，杵为散，酒服半钱匕，日三服。不知，稍增之。按：天雄药铺无真，当以大附子代之。

尤在泾云：此疑亦后人所附，为补阳摄阴之用也。

男元犀按：尤注未确，先君移于八味肾气丸方之后，而详注之，可谓发前人所未发。

男子平人脉虚弱细微者，元阳不足矣。阳不足则不能卫外而为固，且阳病而阴不能自长，阴亦不足，故不能自守，而喜盗汗也。人年五六十，阳气就衰，脉不宜大，而其病脉反大者，非真阳之有余，乃虚阳之上亢，痹侠脊背之左右两行[1]，为太阳之径道，太阳为诸阳主气，阳气虚则痹而不行也。若阳气以劳而外张，外张则寒动于中，而为肠鸣，火热以劳而上逆，上逆则与痰相搏，而生于腋下为马刀，生于颈旁为侠瘿者[2]，皆为劳得之。经脉沉小迟，三者相并，是阳气全虚，故名脱气[3]，气脱则驱乃空壳，

[1]痹侠背行：指脊柱两旁有麻木感。
[2]马刀，侠瘿：痈的急重症候之一。《灵枢·痈疽》："其痈坚而不溃者，如马刀侠瘿，急治之。"后人有认为，结核生于腋下名马刀，生于颈旁名侠瘿，二者常相联系，或称为瘰疬。
[3]脱气：即指阳气虚衰而言。

其人疾行则气竭而喘喝，阳虚则寒，寒盛于外，则手足逆寒，寒盛于中，则为腹满，甚则溏泄，食不消化也。脉轻按弦而重按大，弦则为阳微而递减，大则为外盛而中芤，减则阳不自振为诸寒，芤则阴不守中为中虚，虚寒相持，此名为革。革脉不易明，以弦减芤虚二脉形容之，则不易明者明矣。见此脉者，妇人则不能安胎而半产、不能调经而漏下，男子不能统血则亡血、不能藏精则失精。

自男子平人脉虚弱微细起，至亡血失精止，隐承第一节脉极虚亦为劳意，分四小节。言虚阴盛而真阳衰者，故以脉之沉紧弦细边为主，而间有芤大者，仍现出阳虚之象，盖以阳根于阴，阳病极则并伤其阴也。小注中以阴阳分疏，即此故也。下一节约其大要以出方，再下一节，从前方而推进一步，再下一节以阴阳之总根在下，举一少腹一小便，以示一隅之举也。

阳虚之证，前论颇详，兹再约其大要，而出其方治。虚劳病如元阳之气不能内充精血，则营枯而虚，为里急，为悸，为衄，为腹中痛，为梦失精，如元阳之气不能外充四肢口咽，则气虚而燥，为四肢酸疼，为手足烦热，为咽干口燥，《内经》云：劳者温之。又云：调以甘味。以小建中汤主之。

此为阳虚者，出其方也。然小建中汤调其阴阳，和其营卫，建其中气，其用甚广，附录尤注于后。

尤在泾云：此和阴阳、调营卫之法也。夫人生之道，曰阴曰阳，阴阳和平，百疾不生，若阳病不能与阴和，则阴以其寒独行，为里急，为腹中痛，而实非阴之盛也。阴病不能与阳和，则阳以其热独行，为手足烦热，为咽干口燥，而实非阳之炽也。昧者以寒攻热，以热攻寒，寒热内贼，其病益甚，惟以辛甘苦甘，和合成剂，调之使和，则阳就于阴，而寒以温；阴就于阳，而热以和，医之所以贵识其大要也。岂徒云寒可治热，热可治寒而已哉？或问和阴阳，调营卫是矣，而必以建中者，何也？曰：中者，脾胃也。营卫生成于水谷，而水谷转输于脾胃，故中气立，则营卫流行，而不失其和。又中者，四运之轴，而阴阳之机也，故中气立，则阴阳相循，如环无端，而不极于偏。是方甘与辛合而生阳，酸得甘助而生阴，阴阳相生，中气自立，是故求阴阳之和，必于中气，求中气之立者，必以建中也。

徐忠可云：劳字从火，未有劳证而不发热者也。又劳字从力，以火能蚀气，未有劳证而力不酸者也。人身中不过阴阳血气四字，气热则阳盛，血热则阴盛，然非真盛也。真盛则为血气方刚，而壮健无病矣。惟阴不能与阳和，阳不能与阴和，故变生以上数节所列之证，阴阳中更有阴阳之分，寒热互见，医者当如堪舆家按罗经以定子午[1]，则各向之宜忌，以及兼针之可否，无不可按法而行矣。至于亡血失精，阴虚阳虚皆有之者，阴极能生热也，故见脉在浮大边，即当知阴不能维阳。肾为阴之主，务交其心肾，而精血自足。见脉在细小边，即当知阳不能胜阴，脾为阳之主，即补其中气，而三阳自泰。故仲景特拈此二大扇，以为后人治虚劳之准，至阴虚热极而燥，此虚劳之坏证也。朱奉议创出滋阴一法，授庸医以耽延时日，依阿附和之术，大失治虚劳正法。后人见滋阴亦有愈者，乃用参不用参，聚讼不已，岂知仲景以行阳固阴为主，而补中安肾，分别用之，不专恃参，不专滋阴，为恢恢游刃也哉[2]？

按：阳虚阴虚，古人亦有是说，而朱紫之最混者，薛立斋倡之，张景岳和之，至于今止知多寒者可施芪术姜附等为阳虚，多热者可施地冬归芍等为阴虚，而斯文扫地尽矣。余于前注，亦以阴虚阳虚分析，然而里急腹中痛，四肢酸疼，手足烦热，脾虚也；悸，心虚也；衄，肝虚也。男元犀按：血从清道出为鼻衄，从浊道出为吐血，下溢为便血，统属于冲任督之脉为病，以冲任督之脉，皆属于肝。失精，肾虚也；咽干口燥，肺虚也。五脏皆属于阴，故谓阴虚之病。然《内经》云："脾为阴中之至阴。"又云："阴病治阳。"故先以温药建其脾土，而五脏皆循环而受益。谓为阳虚盖以阴之失阳而虚也。男元犀按：此注又从前注深一层立论，阴虚阳虚分解，犹是为中人以下说法。

小建中汤方

桂枝三两　甘草三两　芍药六两　生姜三两　饴糖一升　大枣十二枚

上六味，以水七升煮取三升，去滓，细胶饴，更上微火消解，温服一升，日三服。

---

[1]堪舆家：旧时相地（看风水）的人。

[2]恢恢游刃：语出《庄子》。恢恢，形容非常广大；游刃，刀法熟练。全句意思是，在许多地方都能发挥作用。

虚劳里虚脉急，以及眩悸、喘、渴、失精、亡血、腹痛诸证之不足，相因而至，以黄芪建中汤主之。

此一节，即前节之证。前节之方，而推广言之也。

尤在泾云：里急者，里虚脉急，腹中当引痛也。诸不足者，阴阳诸脉并俱不足，而眩悸、喘、渴、失精、亡血等证，相因而至也。急者，缓之必以甘。不足者，补之必以温，而充虚塞空，则黄芪尤有专长也。

黄芪建中汤方

即小建中汤内加黄芪一两半，余依上法。气短胸满者加生姜，腹满者去枣加茯苓一两半，及疗肺虚损不足，补气加半夏二两。

按：气短何以不加人参？胸满何以不加桔皮？而俱加生姜乎？腹满加茯苓，以茯苓不根不苗得气化而生，以气化者气化，犹为思议可及；而去枣者，恐枣之甘能壅满，然何以饴糖、甘草之大甘而不去乎？又何以及疗肺虚损不足乎？补气加半夏，更为匪夷所思，今之医师，请各陈其所见。

虚劳腰痛为肾气虚而不行，小腹拘急，小便不利者，为膀胱之气，虚而不化，以八味肾气丸主之。

此补言下焦之证治也。八味肾气丸为温肾气化之良方，若小便多者，大为禁剂，自王太仆著《元和经》极赞其功，然用者颇少。至薛立斋以之统治百病，赵养葵之《医贯》，奉为神丹，李士材、张景岳因之，以治本一说，文其模糊两可之术，误人不少。又按：《金匮》于桂枝龙骨牡蛎汤，突出天雄散一方，与前后文不相连贯，论中并无一言及之，以致各注家疑为后人所附，而不知此方绝大议论，方中白术为补脾圣药，最得土旺生金，水源不竭，纳谷者昌，精生于谷之义，且又得桂枝化太阳之水腑；天雄温少阴之水藏。水哉，水哉！其体平静，而川流不息者，气之动，火之用也。更佐以龙骨者，盖以龙属阳，而宅于水，同气相求，可以敛纳散漫之火而归根，以成阴阳平秘之道。《金匮》于虚劳证，穷到阴阳之总根，而归之于肾，曰腰痛，曰小腹拘急，曰小便不利，略拈数证，以为一隅之举，恐八味肾气丸之力量不及，又立此方，诚炼石补天手段。其证治方旨，俱未发明者，即《内经》禁方之意，重其道而不轻泄也欤！

八味肾气丸方见《妇人杂病》

虚劳诸不足，风气百疾[1]，薯蓣丸主之。

此方虚劳，内外皆见不足，不止上节所谓里急诸不足也。不足者，补之。前有建中、黄芪建中等法，又合之桂枝加龙牡等法，似无剩义，然诸方补虚则有余，去风则不足。凡人初患伤风，往往不以为意，久则邪气渐微，亦或自愈，第恐既愈之后，余邪未净，与正气混为一家，或偶有发热，偶有盗汗，偶有咳嗽等证，妇人经产之后，尤易招风，凡此皆为虚劳之根蒂，治者不可着意补虚，又不可着意去风，若补散兼用，亦驳杂而滋弊，惟此凡探其气味化合所以然之妙，故取效如神。

薯蓣丸方

薯蓣三十分　人参七分　白术六分　茯苓五分　甘草二十分　当归十分　芍药六分　白敛二分　芎䓖六分　麦冬六分　阿胶七分　干姜三分　大枣百枚为膏　桔梗五分　杏仁六分　桂枝十分　防风六分　神曲十分　柴胡五分　豆黄卷十分　干地黄十分

上二十一味，末之，炼蜜为丸如弹子大，空服酒服一丸。一百丸为剂。

又有一种心火炽盛，实由肝郁而成。木能生火，火盛则肝魂不安，此虚劳兼见之症，亦虚劳常有之症，故特为之分别曰虚劳，虚烦不得眠，以酸枣仁汤主之。

此以挟火不得眠者，另作一节。上承风气，下起瘀血，如制义之小过渡法，引文之变换如此。

酸枣仁汤方

酸枣仁二升　甘草一两　知母　茯苓各二两　芎䓖一两

上五味，以水八升煮酸枣仁得六升，纳诸药，煮取三升，分温三服。

气血肉骨筋劳伤，名为五劳，五劳虚极，一身羸瘦，腹满，不能饮食，伤在脾胃故也。原其受伤之因，或食伤、忧伤、饮伤、房室伤、饥伤、劳伤，以致经络营卫气伤，劳热煎熬，内有干血，肌肤不润，如鳞甲之交错[2]，目得血而能视，血

---

〔1〕风气：风气泛指病邪，因风为百病之长，邪入人体，能引起多种疾病。

〔2〕甲错：即皮肤鱼鳞交错之状。《皇汉医学》："甲错谓皮肤如鱼鳞，亦如龟甲之皱纹。"

干则两目黯黑，凡里急由于干血者，以法缓其中，虚羸由于干血者，以法补其虚，其法维何？大黄䗪虫丸主之。

尤在泾云：虚劳证，有挟外邪者，如上所谓风气百疾是也。有挟瘀郁者，则此所谓五劳诸伤，内有干血者是也。夫风气不去，则足以贼正气，而生长不荣，干血不去，则足以留新血，而渗灌不周，故去之不可不早也。此方润以濡其干，虫以动其瘀，通以去其闭，而仍以地黄芍药甘草和其虚，攻血而不专主于血，一如薯蓣丸之去风，而不着意于风也。

喻氏曰：此世俗所称干血劳之良治也。血瘀于内，手足脉相失者宜之，兼入琼玉膏补润之剂尤妙。

大黄䗪虫丸方

大黄十分，蒸　黄芩二两　甘草三两　桃仁一升　杏仁一升　芍药四两　干地黄十两　干漆一两　虻虫一升　水蛭百枚　蛴螬百枚　䗪虫半升

上十二味，末之，炼蜜如丸小豆大，酒服五丸，日三服。按：䗪虫取其蠕动吸血，今药铺不备，阙之亦可。惟虻虫水蛭，必不可缺，医者必预蓄于平日，否则仓卒难觅矣。干漆宜炒至烟尽，或以川三七代之。

愚按：《金匮》治虚劳证，通篇分两截看。上半篇言病之自内而出，以阴阳二证之互见者，为阴阳互根之道，论中用笔神妙，须当细心体会，村学师谈制义，谓为罗纹体，而汉文早已备其法耳。下半篇言病之自外而来，以风气百疾、劳伤血瘀二证，分为两扇，盖以风气不去，则正气日衰，瘀血不去，则新血不生，久则致成劳证。风气固自外而来。而血瘀证，虽在于内，而久视伤血，久卧伤气，久坐伤肉，久立伤骨，久行伤筋，名为五劳。大饱伤脾；大怒气逆伤肝；强力举重坐湿地伤肾；形寒饮冷伤肺；忧愁思虑伤心；风雨寒暑伤形；大怒恐惧不节伤志，名为七伤。《金匮》止云食伤、忧伤、饮伤、房室伤、饥饱伤、劳伤六者，详略稍异，而大旨则同。盖以劳与伤，皆由外及内，以致内有干血、外形甲错等证，此上下截四扇，为劳证之大纲也。中间以虚烦不得眠证，另叙作一小顿，行文变换，非大作家不能领会。至于附方《千金翼》，补入先生炙甘草汤一方，为热极而燥者，指出救阴滋养之中，必用姜桂大辛以鼓其气，气之所至，水亦至焉。《肘后方》补入先生獭肝散

一方，为冷极成劳者，指出阴邪依附之患，必得獭肝应月而增减，正阴得位，而阴邪化焉。此二证，时医一目为百日劳，一目为劳瘵病，万死中犹寻出一线生路，古圣贤济人无已之心，数千年来，无一人发挥得出，诚一大可恨事。

附 方

《千金翼》炙甘草汤 治虚劳不足，汗出而闷，脉结，悸，行动如常，不出百日。危急者，十一日死。

甘草四两，炙 桂枝 生姜各三两 麦冬半升 麻仁半升 人参 阿胶各二两 大枣三十枚 生地黄一斤

上九味，以酒七升，水八升先煮八味取三升，去滓，纳胶消尽，温服一升，日三服。

《肘后》獭肝散 治冷劳，又主鬼疰一门相染。

獭肝一具，炙干末之，水服方寸匕，日三服。按：獭肉性寒，惟肝独温，所以治冷劳。

徐忠可云：劳无不热，而独言冷者，阴寒之气，与邪为类，故邪挟寒入肝，而搏其魂气，使少阳无权，生生气绝，故无不死。又邪气依正气而为病，药力不易及，故难愈。獭者，阴兽也。其肝独应月而增减，是得太阴之正，肝与肝为类，故以此治冷劳，邪遇正而化也。獭肉皆寒，惟肝性独温，故尤宜冷劳。又主鬼疰一门相染，总属阴邪，须以正阳化之耳。

肺痿肺痈咳嗽上气病脉证治第七

问曰：热在上焦者，因热病咳，因咳而为肺痿。肺痿之病，从何得之？师曰：或从汗出，或从呕吐，或从消渴，小便利数，或从便难，又被快药下利^{〔1〕}，重亡津液，肺虚且热故得之。曰：寸口脉数，数则为热，热宜口干，乃其人咳，口中反有浊唾涎沫者何^{〔2〕}？师曰：肺病则津液不能布化，停贮胸中，得热煎熬，变为涎沫，侵肺作咳，唾之不已，故干者自干，唾者自唾，愈唾愈干，所以成为肺痿之病。若口中不吐浊唾涎沫，而火热之毒上攻，但辟辟作空响而发燥^{〔3〕}，咳声上下触动其痛即胸中隐隐作痛，脉反滑数，此为肺痈，咳唾脓血。肺痈之所以别乎肺痿如此，然二证皆属于热，故其脉皆数，须知脉数而虚者为肺痿，脉数而实者为肺痈。实即滑也，此肺痿肺痈之辨也。

此言肺痿肺痈，一由于热，但有虚实之分。痿者，萎也，如草木之萎而不荣，为津固而肺焦也。痈者，壅也，如土之壅而不通，为热聚而肺溃也。肺痿，口中反有浊唾涎沫；肺痈，则口中辟辟燥。二证似当以此分别，然此下肺痈条，亦云其人咳，咽燥不渴，多唾浊涎，则肺痿肺痈二证多同，惟胸中痛，脉数滑，唾脓血，则肺痈所独也。然又有可疑者，此言肺痈脉滑，滑者实也，下条又言脉微而数，何其相反乃尔乎？而不知滑数者，已成而邪盛，微数者，初起而火伏；二说相为表里也。

问曰：肺痈之病必咳逆，方其未见痈时而脉之^{〔4〕}，何以知此为肺痈；当有脓血，往往于既吐之后则死，其脉何类？师曰：肺痈既成则滑数，当其未成之初，第见寸口脉微而数^{〔5〕}，盖风脉多浮，而此为热伏于肺，风一入则留恋于内，其形不显，微者显之对也。故微则为风，热为病根，其数脉则为见出本来之热，微为风，风性散误，

---

〔1〕快药：指大黄一类攻下药。

〔2〕浊唾涎沫：浊唾指稠痰，涎沫指稀痰。

〔3〕辟辟：形容干燥。

〔4〕脉：指诊脉。

〔5〕微：作"浮"字解。

则汗出，数为热，内热而外则反恶寒。风中于卫，呼气不入；气得风而浮，利出而难入也。热过于营，吸而不出。血得热而壅，气亦为之不伸也。是风伤卫尚属皮毛，从卫过营，则热伤血脉。夫皮毛者，肺之合也。风从卫入营，而舍于肺[1]，其人则咳，肺热而壅，故口干喘满，热在血中，故咽燥不渴，热逼肺中之津液而上行，故多唾浊沫，热盛于里，而反格寒于外，故时时振寒。由是热之所过，血为之凝滞，蓄结肺叶之间，而为痈脓，吐如米粥。始萌尚亦可救[2]，至浸淫不已，肺腐脓成则死。

此原肺痈之由，为风热蓄结不解也。

上气证，有正气夺与邪气实之不同。如上气，面浮肿，摇肩出息[3]，气但升而无降矣。又按其脉浮大，是之阳之根已拨，不治，又如下利则阳脱于上，阴脱于下，阴阳离决，其证尤甚。上气喘而躁者，其喘为风之扇，躁为风之烦，此为肺胀，其逆上之涎沫，将欲秉风势而作风水，但令发其汗，风从汗解，则水无风战，自然就下而愈。

此另提出上气，分二小节，因别虚实以定生死也。前人谓肺痈由风，风性上行而上气，其实不必拘泥。肺痿、肺痈、咳嗽上气，师合为一篇，大有深意，合之可也，分之亦可也。

肺不用而痿其饮食游溢之精气，不能散布诸经，而但上溢于口，则时吐涎沫，且邪气之来顺而不咳者，痿则冥顽而不灵也。其人以涎沫多，而不觉其渴，未溺时，必自遗尿，溺时小便短而频数，所以然者，以上焦气虚不能制约下焦之阴水故也。此为肺中冷，盖肺痿皆由于热，何以忽言其冷？然冷与寒迥别，谓得气则热，不得气则冷，即时俗冷淡冷落之说也。肺为气主，气虚不能自持于上，则头必眩，气虚不能统摄于中，则口多涎唾，宜甘草干姜汤以温之。《经》云：肺喜温而恶寒。又云：肺喜润而恶燥。可知温则润，寒则燥之理也。且此方辛甘合而化阳，大补肺气，气之所至，津亦至焉。若草木之得雨露，而痿者挺矣。若服此汤[4]，而反渴者，属消渴。又当按法而治之，不在此例也。

此申言肺痿证多由肺冷，而出其正治之方也。诸家于冷字错认为寒，故注解皆误。

---

〔1〕舍：作"留"字解。
〔2〕始萌：疾病的开始阶段。
〔3〕肩息：谓气喘抬肩呼吸，即呼吸困难的症状。
〔4〕若服此汤：明代赵开美校刻本作"若服汤已"。

甘草干姜汤方

甘草四两，炙　　干姜三两，炮

上㕮咀，以水三升，煮取一升五合，去滓，分温再服。

上气有咳与不咳之分。不咳者止是风邪上逆，咳者内有水气，外有风邪也。若咳而上气，水与气相触，声在喉中连连不绝，作水鸡声〔1〕，以射干麻黄汤主之。

此言咳而上气，而出一散邪下水方也。

徐忠可云：凡咳上气者，皆有邪也。其喉中水鸡声，乃痰为火所吸不得下，然火乃风所生，水从风战而作声耳。夫水为润下之物，何以逆上作声？余见近来拔火罐者，以火入瓶，罨入患处，立将内寒吸起甚力，始悟火性上行，火聚于上，气吸于下，势不容已，上气水声，亦是此理。此非泻肺邪，何以愈之？故治此以射干为上，白前次之，能开结下水也。

射干麻黄汤方

射干三两　　麻黄　　生姜各四两　　细辛　　紫苑　　款冬花各三两　　大枣七枚　　半夏半升　　五味半升

上九味，以水一斗二升，先煮麻黄两沸，去上沫，纳诸药，煮取三升，分温再服。

咳逆上气，时时吐瘀而胶浊，但坐不得眠，视水鸡声而更甚，急宜开其壅闭，涤其污垢，以皂夹丸主之。

此承上节而言咳而吐浊，坐而不眠之剧证，而出一权宜暂用之方也。

皂荚丸方

皂荚八两，刮去皮，酥炙

上一味末之，蜜丸梧子大，以枣膏和汤服三丸，日三，夜一服。

上气不咳，上既言之矣。咳而上气，亦言之而颇详矣。更有但咳而不上气，病虽未甚，而在表在里，不可以不辨。若咳而脉浮者，为风寒病之在外也。风寒宜表散，以厚朴麻黄汤主之。咳而脉沉者，为痰饮病之在里也。痰饮宜荡涤，以泽漆汤主之。

此言咳而不上气者，不详见证，但以脉之浮沉，而异其治也。

---

〔1〕水鸡声：水鸡即田鸡、虎纹蛙。形容喉间痰鸣连连不断，好像水鸡的叫声。

徐忠可曰：咳而脉浮，则表邪居多，但此非在经之表，乃邪在肺家气分之表也。故于小青龙去桂、芍、草三味，而加厚朴以下气；石膏以消热；小麦以辑心火而安胃。若咳而脉沉，则里邪居多，但此非在腹之里，乃邪在肺家营分之里也。故君泽漆降肺气，补肾气，以充腑气，且邪在营，泽漆兼能调营也。紫苑能保肺，白前能开结，桂枝能行阳散邪，故以为佐。若余药，即小柴胡去柴胡，大枣和解其膈气而已。按：泽漆壮肾阳充腑气，非用之破血行水也。

厚朴麻黄汤方

厚朴五两　麻黄四两　石膏如鸡子大　杏仁半斤　半夏半升　干姜　细辛各二两　小麦一升　五味半升

上九味，以水一斗二升，先煮小麦熟，去滓，纳诸药煮取三升，温服一升，日三服。

泽漆汤方

半夏半升　紫参本作紫苑　生姜　白前各五两　甘草　黄芩　人参　桂枝各三两　泽漆三升，以东流水五斗煮取一斗五升

上九味，㕮咀，纳泽漆温中，煮取五升，温服五合，至夜尽。

上气不咳，上言正为邪夺者不治，邪盛而正不虚者，宜发汗矣；然此特为外邪而言也。更有虚火烁金，与风邪挟饮而上逆者，绝不相类，当另分其名曰火逆。火逆上气，无咳逆吐痰、水鸡声等证，但觉咽喉若有物相碍，而不爽利，法宜止逆下气，以麦门冬汤主之。

此言火逆证而出其方也。此证绝无外邪，亦无咳嗽，故用人参，否则人参必不可姑试也。

麦门冬汤方

麦门冬七升　半夏一升　人参　甘草各二两　粳米三合　大枣十二枚

上六味，以水一斗二升，煮取六升，温服一升，日三，夜一服。

肺痈，在将成未成之初，邪气尽壅于肺，喘不得卧，以葶苈大枣泻肺汤主之。

此言肺痈始萌，病势渐进，当以此方，乘其未集而击之也。

葶苈大枣泻肺汤方

葶苈熬令黄色，捣丸如弹子大　大枣十二枚

上先以水三升煮枣取二升，去枣，纳葶苈煮取一升，顿服。

肺痈已成，上已详言其证矣。今且撮举其要，而出其方。咳而胸满，振寒，脉数，咽干不渴，时出浊唾腥臭[1]，久久吐脓如米粥者，此如肺痈，但肺痈未成脓，实邪也，故以葶苈之逐邪主之。今既成脓，则为虚邪，当以桔梗汤之解肺毒、排痈脓主之。

尤在泾云：此条见证，具如前二条所云，乃肺痈之证也。此病为风热所壅，故以桔梗开之，热聚则成毒，故以甘草解之。而甘倍于苦，其力似乎太缓，意者痈脓已成，正伤毒溃之时，有非峻剂所可排击者，故药不嫌轻耳。

桔梗汤方

桔梗一两　甘草一两

上以水三升煮取一升，分温再服，则吐脓血也。

咳而上气，上既详其证矣。又有外邪内饮，填塞肺中而为胀者，自当另看。咳而上气，此病何以知其为肺胀。盖以其人大喘，目突如脱之状[2]，诊其脉浮则知其风邪，若浮而且大者，则知其风火挟水饮而乘于肺，以越婢加半夏汤主之。

此详肺胀证，而出其正治之方也。

越婢加半夏汤方

麻黄六两　石膏半斤　生姜三两　大枣十二枚　甘草二两　半夏半升

上六味，以水六升先煮麻黄，去上沫，纳诸药煮取三升，分温三服。

肺胀，咳而上气，烦躁而喘，脉浮者，心下有水，小青龙加石膏汤主之。

心下有水，咳而上气，以小青龙汤为的剂，然烦躁则挟有热邪，故加石膏，参用大青龙之例，寒温并进，而不相碍。

小青龙加石膏汤方

麻黄　芍药　桂枝　细辛　干姜各三两　甘草三两　五味　半夏各半升
石膏二两。按：宜生用，研末加倍，用之方效

---

[1] 浊唾腥臭：谓吐出的脓痰有腥臭气味。

[2] 目如脱状：形容两目胀突，有如脱出的样子。

上九味以水一升先煮麻黄，去上沫，纳诸药煮取三升，强人服一升，羸者减之，日三服。小儿服四合。

附　方

《外台》炙甘草汤　治肺痿涎唾多，心中温温液液者。方见《虚劳》。

《千金》甘草汤

甘草一味，以水三升煮减半，分温三服。

《千金》生姜甘草汤　治肺痿咳唾涎沫不止，咽燥而渴。

生姜五两　人参三两　甘草四两　大枣十五枚

上四味，以水七升煮取三升，分温三服。

《千金》桂枝去芍药加皂荚汤　治肺痿吐涎沫。

桂枝　生姜各三两　甘草二两　大枣十二枚　皂荚一枚，去皮子，炙焦

上五味，以水七升微火煮取三升，分温三服。

尤在泾云：以上诸方，俱用辛甘温药，以肺既枯痿，非湿剂可滋者，必生气行气，以致其津，盖津生于气，气至则津亦至也。又方下俱云吐涎沫多不止，则非无津液也，乃有津液而不能收摄分布也。故非辛甘温药不可，加皂荚者，兼有浊痰也。

《外台》桔梗白散　治咳而胸满，振寒，脉数，咽干不渴，时出浊唾腥臭，久久吐脓如米粥者为肺痈。

桔梗　贝母各三两　巴豆一分，去皮熬研如脂

上三味为散，强人饮服半钱匕，羸者减之。病在膈上者吐脓，在膈下者泻出。若下多不止，饮冷水一杯则定。

《千金》苇茎汤　治咳有微热烦满，胸中甲错，是为肺痈。

苇茎二升　薏苡仁半升　桃仁五十枚　瓜瓣半升

上四味，以水一升先煮苇茎得五升，去滓，纳诸药煮取二升，服一升，再服当吐如脓。

尤在泾云：此方具下热散结通瘀之力，而重不伤峻，缓不伤懈，可补桔梗汤、桔梗白散二方之偏，亦良法也。

葶苈大枣泻肺汤 治肺痈，胸满胀，一身面目浮肿，鼻塞清涕出，不闻香臭酸辛，咳逆上气，喘鸣迫塞。方见上。三日一剂，可至三小剂，先服小青龙汤一剂，乃进。

尤在泾云：此方原治肺痈喘不得卧，此兼面目浮肿，鼻塞清涕，则肺有表邪宜散，故先服小青龙一剂乃进。又云：肺痈诸方，其于治效各有专长，如葶苈大枣，用治痈之始萌而未成者，所谓乘其未集而击之也。其苇茎汤，则因其乱而逐之者耳。桔梗汤，剿抚兼行，而意在于抚，洵为王者之师。桔梗白散，则捣坚之锐师也。比而观之，审而行之，庶几各当而无误矣。

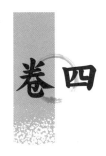

卷四

奔豚气病证治第八

师曰：心者，君主之官也，神明出焉。心不可病，心病则非轻，有心病，而肾之水气凌之，则为奔豚[1]，有心病，而胃之燥土，从少阴之火化，而生内痈，则为吐脓，有心病，而肝之风木，乘少阴之热气而煽动，则为惊怖[2]，有心病，而肾之阴水，不交于离火而既济，则为火邪[3]，此四部病，皆从惊发得之。盖以惊则伤心，凡心伤而致病者皆是，然心既伤矣，因惊而谓之惊，可也。非惊亦谓之惊，无不可也。

此一节为奔豚证之开端，类及吐脓等证，四部同出一源，概以惊字括之，盖言皆心病也。师不明言心病，而言惊发者，原为中人以上告语，后之注家，或附会其说，或阙疑以待，恐斯道日晦，吾不能不急起而明之。

师曰：上既以奔豚合四部，而指其所以得矣。今请专言奔豚之病。奔豚病，有物浑沦，其象如豚，从下焦少腹起，上冲咽喉，从肾发作上乘于心，而欲死；作已则气衰，复还于肾而止。皆从惊伤心，恐伤肾以得之。推之，凡有所伤于心者，皆可作惊观也。有所伤于肾者，皆可作恐观也。盖以心肾之气，本自交通，一受伤则无复限制矣。

此言病发于心肾，为奔豚之本证也。

然肾处于下焦，与肝相通，所谓乙癸同源是也。然肝肾之气，并善上逆，今请言肝邪

[1] 奔豚：《巢氏病源》说："气上下奔走，如豚之奔，故曰奔豚。"
[2] 惊怖：指一种因惊恐而得的情志疾患。
[3] 火邪：指误用火攻，如火针、卧炭等的火热之邪；或病变过程化火的表现。
　　按陈氏原注，当指后者而言。

之发为奔豚其木气之逆则上而冲胸，木邪克土，其腹必痛，肝脏有邪，其气通于少阳，则为往来寒热，以奔豚汤主之。

此言奔豚之由肝邪而发者，当以奔豚汤畅肝气而去客邪也。第比为客邪立法，若肝脏本病发作，以乌梅丸为神剂，此即《金匮》之正面处，寻出底面也。

奔豚汤方

甘草　芎䓖　当归　黄芩　芍药各二两　半夏　生姜各四两　生葛五两甘李根白皮一升

上九味，以水二斗煮取五升，温服一升，日三，夜一服。

奔豚证，有肾气乘外寒而冲心者，试约其证而出其方。发汗后，烧针令其再汗，针处被寒，寒袭腠理，火郁脉中，以致核起而赤者[1]，必发奔豚，气从少腹上至心，灸其核上各一壮，与桂枝加桂汤主之。

此为既成奔豚而出其正治之方也。

尤在泾云：此肾气乘外寒而动，发为奔豚者，发汗后烧针复汗，阳气重伤，于是外寒从针孔而入通于肾，肾气乘外寒而上冲于心，故须灸其核上，以杜再入之邪，而以桂枝外解寒邪，加桂内泄肾气也。

桂枝加桂汤方

桂枝五两　芍药　生姜各三两　甘草二两，炙　大枣十二枚

上五味，以水七升微火煮取三升，去滓，服一升。

奔豚论：有肾侮心虚而上逆者，试得其证而出其方。发汗后脐下悸者，以发汗伤其心液，心气虚而肾气亦动，欲作奔豚，以茯苓桂枝甘草大枣汤主之。

此为欲作奔豚而出其正治之方也。

程氏曰：汗后脐下悸者，阳气虚而肾邪上逆也。脐下为肾气发源之地，茯苓泄水以伐肾邪；桂枝行阳以散逆气；甘草、大枣助脾土以制肾水，煎用甘澜水者，扬之无力，全无水性，取其不助肾邪也。

---

〔1〕核起而赤：即进针处出现如核状的红肿硬结。

茯苓桂枝甘草大枣汤方

茯苓半斤　　甘草二两　　大枣十五枚　　桂枝四两

上四味，以甘澜水一斗先煮茯苓，减二升，纳诸药，煮取三升，去滓，温服一升，日三服。作甘澜水法，取水二斗，置大盆内，以杓扬之，上有珠子五六千颗相逐，取用之也。

胸痹心痛短气病脉证并治第九

师曰：病有最虚之处，即为客邪之处，当辨之于脉，夫欲知脉当先取其太过之与不及[1]，如关前之阳脉微是阳气虚也，关后之阴脉弦[2]，是阴邪实也。阴邪乘于阳位，即胸痹而心痛，所以然者，责其上焦阳气极虚也。极虚则无以胜邪之本矣。然单虚不为痛，今阳脉微则为虚，知其病在上焦，究其所以胸痹、心痛者，以其阴中之弦乃阴中之寒邪，乘上焦之虚，而为痹为痛。是虚为致邪之因，而弦则露其袭虚之本象故也。

此言胸痹心痛之病，皆由虚处客邪，从其脉象而探其病源。

其间亦有不从虚得者，当分别观之。姑另备一审因察病之法，当无病之平人又无新邪而发寒热，乃忽然短气不足以息者，当是痰饮食积，碍其升降之气而然，此不责其虚，当责其实也。

此另出实证，与上节对勘而愈明也。

人之胸中，如天阳气用事，阳气一虚，诸阴寒得而乘之，则为胸痹之病，盖诸阳受气于胸，而转行于背，气痹不行，则阻其上下往来之路，则为喘息咳唾，塞其前后阴阳之位，则为胸背痛，且不特喘息咳唾，而呼吸之间，不相续而短气，更审其脉，寸口之阳脉沉而迟，即上所言阳微之意也。关上之阴脉小紧数，即上所言阴弦之意，由尺而上溢于关也。阳气失权，诸阴反得而占之，法当通其胸中之阳，以栝蒌薤白白酒汤主之。

此详胸痹之证脉。凡言胸痹，皆当以概之，但微有参差不同，故首揭以为胸痹之主证主方耳。其云寸口脉沉而迟，即首节阳微之互辞，关上小紧数，即首节阴弦之互辞，但关居阴阳之界，缘阴邪盛于真阴之本位，由尺而上溢于关，故于关上见之，亦即首节太过不及，于阴阳分其上下之意，而不必拘于字句间也。

---

[1] 太过不及：指脉象的改变。太过是指脉盛过于正常的现象，属邪气盛；不及是指脉弱不足于正常的现象，属正气虚。

[2] 阳微阴弦：前人认为关前为阳，关后为阴。阳微，指寸脉微；阴弦，指尺脉弦。

栝蒌薤白白酒汤方

栝蒌实一枚　薤白半斤　白酒七升

上三味，同煮取二升，分温再服。

胸痹证，上已详言，不复再赘，今又加气上不得卧，是有痰饮以为援也。此证与支饮证相类，而惟心痛彻背者[1]，为胸痹证所独，以栝蒌薤白半夏汤主之。

此承上而言不得卧及心痛彻背者，为痹甚于前，而前方亦宜加减也。

栝蒌薤白半夏汤方

栝蒌实一枚　薤白三两　半夏半升　白酒一斗

上四味，同煎取四升，温服一升，日三服。

更有病势之最急者，胸痹病更加心中痞，为羁留不去之客气结聚在胸，胸痹之外，又见胸满，胁下之气又逆而抢心[2]，是胸既痹而且满，而又及于心中，牵及胁下，为留为结，为逆为抢，可谓阴邪之横行无忌矣。此际急兴问罪之师，以枳实薤白桂枝汤主之；抑或务为本源之计，人参汤亦主之。

此言胸痹已甚之证，出二方以听人之临时择用也。或先后相间用之，惟在临时之活泼。

尤在泾云：心中痞气，气痹而成痞也。胁下逆抢心，气逆不降，将为中之害也。是宜急通其痞结之气，否则速复其不振之阳，盖去邪之实，即以安正，养阳之虚，即以逐阳，是在审其病之久暂，与气之虚实而决之。

枳实薤白桂枝汤方

枳实四枚　薤白半斤　桂枝一两　厚朴四两　栝蒌实一枚，捣

上五味，以水五升先煮枳实、厚朴，取二升，去滓，纳诸药煮数沸，分温三服。

人参汤方

人参　干姜　白术各三两　桂枝　甘草各四两

上四味，以水九升煮取五升，纳桂枝更煮取三升，温服一升，日三服。

───────────

〔1〕心痛彻背：即疼痛牵引，由胸部到背部。

〔2〕胁下逆抢心：指胁下气逆上冲心胸。

更有病势之稍缓者，胸痹，病胸中时觉气之阻塞，息之出入亦觉不流利而短气，此水气滞而为病，若水盛于气者，则短气，以**茯苓杏仁甘草汤主之**；水利则气顺矣。若气盛于水者，则胸中气塞，**橘枳生姜汤亦主之**。气开则痹通矣。

尤在泾云：此亦气闭气逆之证，视前条为稍缓矣。二方皆下气散结之剂，而有甘淡苦辛之异，亦在酌其强弱而用之。

茯苓杏仁甘草汤方

茯苓三两　杏仁五十个　甘草一两

上三味，以水一斗煮取五升，温服一升，日三服，不差，更服。

橘枳生姜汤方

橘皮一斤　枳实三两　生姜半斤

上三味，以水五升煮取二升，分温再服。

又有本脏病，而殃及他脏者，不可不知。胸痹为手少阴之君火衰微，以致足少阴之阴气上淯，势盛而及于肝，肝主通身之筋，今筋时见缓急者[1]，乙癸同病也。以**薏苡附子散主之**。

此言胸痹之兼证也。

薏苡附子散方

薏苡仁十五两　大附子十枚，炮

上两味，杵为散，服方寸匕，日三服。

若胸痹之外，病有同类者，不可不知。心中闷痞，或痰饮客气诸逆心悬而空，如空中悬物，动摇而痛[2]，以**桂枝生姜枳实汤主之**。

此下不言胸痹，是不必有胸痹的证矣。

桂枝生姜枳实汤方

桂枝　生姜各三两　枳实五两

上三味，以水六升煮取三升，分温三服。

上言心痛彻背，尚有休止之时，故以栝蒌薤白白酒加半夏汤，平平之剂可治，今则心

---

〔1〕缓急：指胸痹疼痛，有时缓和，有时急剧。

〔2〕诸逆：指水饮或寒邪。　心悬痛：指心窝部向上牵引疼痛。

痛彻背，背痛彻心，连连痛而不休，则为阴寒邪甚，浸浸乎阳光欲熄，非薤白之类所能治也。以乌头赤石脂丸主之。

此言心痛牵引前后，阴邪僭于阳位，必用大剂以急救也。

乌头赤石脂方

乌头一分，炮　蜀椒　干姜各一两　附子半两　赤石脂一两

上五味末之，蜜丸如桐子大，先食服一丸，日三服，不知，稍加服。

附　方

九痛丸　治九种心痛。

附子三两，炮　生狼牙　巴豆去皮熬，研如膏　干姜　吴茱萸　人参各一两

上六味末之，炼蜜丸如梧子大，酒下，强人初服三丸，日三服，弱者两丸。兼治卒中恶，腹胀，口不能言。又治连年积冷流注，心胸痛，并冷冲二气，落马坠车血疾等皆主之。忌口如常法。按：痛虽有九，而心痛不离于寒，故以姜附为主，而降浊去风逐滞补虚次之。

腹满寒疝宿食病脉证治第十

趺阳为胃脉，其脉微弦，微弦为阴象也，阴加于阳，其法当腹满，若不满者，其阴邪下攻，必便难，或两胠疼痛，此虚寒不从外得，而从内生，其气欲从下而之上也。此症不可散表，当以温中之药服之。以散内结之阴寒也。

此言趺阳微弦，为中寒而腹满也。其实病根在下，所谓肾虚则寒动于中是也。与上一篇首节参看，自得。胠音区，腋下胁也。

趺阳脉微弦，固为虚证，然腹满亦有实证，辨之奈何？病者腹满，按之不痛为虚；不可下也。痛者为实，可下之。胃实者，舌有黄胎，若舌黄而未经下者，下之黄胎自去。

此言虚实之辨法而并及治法也。

虚而生寒证，不拒按之外，又有辨法，若腹满时减，复如故，此为虚寒，当与温药。

此承上节而申言虚寒之证治也。

尤在泾云：腹满不减者，实也。时减复如故者，腹中寒气，得阳而暂开，得阴而复合也。此亦寒从内生，故曰当与温药。

又虚有实象之危证，不可不知。病者面色痿黄[1]，若燥而渴者，热实也。今燥而不渴[2]，腹满连及胸中均作寒实，实证当不下利，若下利，则是虚寒之极，反有实象，而且下利不止者，是虚寒胃气下脱也，必死。

此言真虚反有实象，假实不可以直攻，真虚不能以遽挽也。

微弦脉见于趺阳，与见于寸口者不同，以趺阳主胃，病从内生，寸口主营卫，病从外至也，若寸口脉弦者，弦为寒而主痛，其人即胁下拘急而痛，与两胠疼痛不同，盖彼主乎内，而此主乎外也。主乎内者，其人痛而兼便难，主乎外者，其人痛而兼啬啬恶寒也[3]。

---

〔1〕痿黄：肤色枯黄，暗淡无华。

〔2〕燥而不渴：明代赵开美校刻本作"躁而不渴"。

〔3〕啬（sè 色）啬恶寒：即洒洒然怕冷的意思。

此言寸口之弦，与趺阳之弦，同属阴邪，而有内外之别也。

寒有内外之别，上虽详之于脉，更当辨之于所见之证，曰喜欠[1]，曰清涕，曰色和，曰善嚏，以此而泛求于偶然病寒之人，犹恐其不足凭也。夫唯取证于素寒之人，名曰中寒家，始得其不易之准，吾观人欲睡而喜欠者，阴引阳也。睡觉而喜欠者，阳引阴出也。今其人为中寒家而喜欠，其为阴盛引阳也奚疑。又尝观年老之人，清涕出者，阳虚所致也。遇寒之人，清涕出者，寒盛所致也。今其人为中寒家而清涕出，其为阳气虚寒也奚疑？若发热色和者，非中寒也。乃为外寒所搏，虽有清涕出，亦因其善嚏。寒不能留而出矣。

此言中寒家立论，以明中寒证，而并及外寒之轻证也。

上言善嚏，果何取于口嚏乎？善嚏者，雷气之义也。阴盛则阳伏，阳一得气而奋发，在天为雷，在人为嚏也。若中气素寒，其人下利，以里虚而阳气不振也，若欲嚏不能，是阳欲奋发，却被阴留而中止，阴气盛也。故知此人肚中寒。

此承上节善嚏二字，言中气虚寒之人，欲嚏不能嚏也。中寒之中，是平声。尤氏作去声读，误也。《伤寒》《金匮》无中寒二字，不可不知。宋元后注家，附会此二字，不知遮蔽多少聪明人耳目。

若夫瘦人形气虚弱，难御外邪，忽面绕脐痛，必有外入之风冷，风冷入内，则谷气留滞而不行[2]，医者不晓以温药助脾之行，而反以寒药下之，虽下药推荡其谷气，而寒性反增其风冷，由于正乃益虚，邪乃无制，其气必犯上而为冲，即不上冲者，亦必窃据流连，心下则痞。

此言索虚人一伤风冷，其腹满虽为积滞，法宜温行，不宜寒下以致变也。

兹试言诸证之方治，病腹满，为里实，发热为表邪，表里之邪，相持至于十日，而脉尚浮而数，为日虽久，而表邪犹未已也。饮食如故，其表虽实，而胃气未伤也。法宜两解，以厚朴七物汤主之。

此言腹满发热，而出表里两解之方也。但发热疑是中风证，风能消谷，《伤寒》云：能食物为中风，可以参看。

厚朴七物汤方

厚朴半斤　甘草　大黄各三两　大枣十枚　枳实五枚　桂枝二两　生姜五两

---

〔1〕欠：呵欠。

〔2〕谷气不行：大便不通。

上七味，以水一斗煮取四升，温服八合，日三服。呕者加半夏五合，下利去大黄，寒多者加生姜至半斤。

虽然表里之辨犹易也。而虚寒欲下上之旨，最之妙而难言，何也？腹中为阴部，下也。阴部有寒气，气逆则为雷鸣[1]，寒盛则为切痛[2]，而且从下而上，其胸中两胁逆满，兼见呕吐，是阴邪不特自肆于阴部，而阳位亦任其横行而无忌，所谓肾虚而寒动于中，急以附子粳米汤主之。

此言寒气之自下而上僭，中上之阳必虚，惟恐胃阳随其呕吐而脱，故于温暖胃阳方中，而兼补肾阳也。

附子粳米汤方

附子一枚，炮　半夏　粳米各半升　甘草一两　大枣十枚

上七味，以水八升煮米熟汤成，去滓，温服一升，日三服。

上用厚朴七物汤，以其发热，尚有表邪也。今腹痛而不发热，止是大便闭者，为内实气滞之证也。通则不痛，以厚朴三物汤主之。

此节合下二节，皆言实则可下之证也，重在气滞一边。

厚朴三物汤方

厚朴八两　大黄四两　枳实五枚

上三味，以水一斗二升，先煮二味取五升，内大黄煮取三升，温服一升，以利为度。

以手按辨其虚实，既言不复再赘矣。若按之心下满痛者，虽云其结尚高，与腹中满痛不同，而既已拒按若此，此为有形之实邪也，实则当下之，宜大柴胡汤。

此亦言实则可下之证，但以邪在心下，故以大柴胡汤为的方。可见古人用方，斟酌尽善，不差一黍。

大柴胡汤方

柴胡半斤　黄芩　芍药各三两　半夏半升　枳实四枚　大黄二两　大枣十二枚　生姜五两

---

〔1〕雷鸣：借喻腹中漉漉作响的症状。
〔2〕切痛：形容痛较剧烈如刀切样。

上八味，以水一斗二升煮取六升，去滓再煎，温服一升，日三服。

前言腹满时减，当与温药矣。若腹常满而不减，当责其实，时减者，当防其虚，故曰不足言，即无余议之辞，然满而不减者，当下之，宜大承气汤。

此言满在腹部，与在心下者不同，故用大承气汤以急攻之。此三方均是下药，当分别于几微而用之。

大承气汤方见《痉病》

至若寒痛而救治，另有方法，心胸中本阳气用事，今有大寒与正气相阻而为痛，寒气上逆则为呕，胃阳为寒所痹，则不能饮食，且阴寒据于腹中而作满[1]，寒气上冲于皮肤而突起，出见之形，似有头足[2]，上下俱痛，而手不可触近者，此虚而有实象也。以大建中汤主之。

此言心胃受寒，引动下焦之阴气上逆而痛甚也。方中姜、参、饴糖，建立中气，而椒性下行者，温起下焦之阳，以胜上弥之阴也。

大建中汤方

蜀椒二合，炒去汗　干姜四两　人参一两

上三味，以水四升煮取二升，去滓，纳胶饴一升，微火煎，取二升，分温再服。如一炊顷[3]，可饮粥二升，后更服，当一日食糜粥[4]，温覆之。

虚寒则温补之，实热则寒下之，固也。然有阴寒成聚之证，治之者当知法外有法，胁下偏痛发热，若脉数大，热邪实也。今按其脉紧弦，此阴寒成聚也，虽有发热，亦是阳气被郁所致，若非温药，不能去其寒，若非下药，不能去其结，所以当以温药下之，宜大黄附子汤。

此承上节而言阴寒中不无实证，温药中可杂以下药也。

大黄附子汤方

大黄三两　附子三两　细辛二两

---

[1]腹中满：明代赵开美校刻本作"腹中寒"。

[2]上冲皮起，出见有头足：形容腹中寒气攻冲，腹皮突起如头足样的块状物上下冲动。

[3]如一炊顷：约当做一顿饭的时间。

[4]食糜：只能吃清稀饮食，不能吃干硬的食物。

上三味，以水五升煮取二升，分温三服。若强人煮取二升半，分温三服。服后如人行四五里，进一服。

寒气厥逆[1]，赤丸主之。

此言厥逆，而未言腹满痛者，从所急而救治也。

徐忠可云：四肢乃阳气所起，寒气格之，故阳气不顺接而厥，阴气冲满而逆，故以乌头细辛伐内寒，苓半以下其逆上之痰气，真朱为色者，寒则气浮，故重以镇之，且以护其心也。真朱即朱砂也。

沈自南云：本经凡病仅言风寒，不言暑湿燥火，何也？盖以寒湿燥属阴同类，以湿燥流于寒下；风暑火属阳同类，以火暑统于风下，所以仅举风寒二大法门，不言燥湿火暑之繁也。

赤丸方

乌头二两，炮　茯苓四两　细辛一两　半夏四两

上四味末之，内真朱为色，炼蜜为丸如麻子大，先食饮酒下三丸，日再，夜一服。不知，稍增，以知为度。

寒结腹中，因病又叠聚如山，犯寒即发，谓之寒疝。其初亦止腹满而脉独弦而紧[2]，弦紧，皆阴也。但弦之阴，从内生，紧之阴，从外得，弦则卫气不行，即恶寒，阴出而痹其外之阳也。紧则不欲食，阴入而痹其胃之阳也。卫阳与胃阳并衰，而内寒与外寒交盛，由是阴反无畏而上冲，阳反不治而下伏，谓为邪正相搏，即为寒疝，绕脐痛。若发作之时，是阴寒内动，或则迫其汗而外出，或则迫其白津而下出[3]，出则为阴阳离脱也，故手足厥冷，并见其脉沉紧者，沉为里，紧为寒，阴寒聚结，急宜以辛甘辛温之品，散结以救阳，大乌头煎主之。

此言寒疝之总证总脉，而出其救治也。

大乌头煎

乌头大者五枚，熬去皮不必咀

---

[1] 寒气厥逆：有两种含义。既指阴寒内聚，水邪上逆的病机；又指四肢逆冷的症状。

[2] 腹满：赵刻本作"腹痛"。

[3] 白津：赵刻本作"白汗"。意指因剧痛而出冷汗。

上以水三升煮取一升，去滓，纳蜜二升煎令水气尽，取二升，强人服七合，弱人服五合；不差，明日更服，不可一日更服。

然大乌头煎祛寒则有余，而补血则不足也。寒疝之为寒多而血虚者，其腹中痛，及胁痛里急者，以血虚则脉不荣，寒多则脉结急故也，以当归生姜羊肉汤主之。

此治寒多而血虚者之法，养正为本，散寒为次，治寒疝之和剂也。

当归生姜羊肉汤方

当归三两　生姜五两　羊肉一斤

上三味，以水八升煮取三升，温取三升，温服七合，日三服。若寒多，加生姜成一斤；痛多而呕者，加橘皮二两，白术一两。加生姜者，亦加水五升煮取三升，二合服之。

寒疝有里外俱病之证，其腹中痛，逆冷，阳绝于里也，手足不仁，若身疼痛，阳痹于外也。医者或攻其外，或攻其内，邪气牵制不服，所以灸刺诸药皆不能治，里外交迫，孰可抵当，惟有乌头桂枝汤之两顾，可以主之。

此言寒疝之表里兼剧，而出其并治之方也。

乌头桂枝汤方

乌头五枚

上一味，以蜜二斤煎减半，去滓，以桂枝汤五合解之，合得一升，解之者，溶化也。合得一升，以乌头所煎之蜜五合，加桂枝汤五合，合得一升也。后，初服二合；不知，即服三合；又不知，复加至五合。其知者，知，效也，如醉状寒方解也，得吐者，内寒已伸也，为中病。

由此观之，寒疝之证，不外于寒，而寒中之虚实，固所当辨，寒疝之脉，不外弦紧，而弦紧之互见，更不可不知，寒疝病，按其脉数，为寒疝之病脉，而数中仍不离乎本脉之紧乃弦[1]，紧脉之状易明，而弦脉状如弓弦，按之不移。此寒疝之本脉，不以数而掩其面目也，若脉数弦者，数虽阳脉，而见之于弦中，是阴在阳中，当下其寒[2]；若脉紧大而迟者，必心下坚；迟为在脏，病应心下奚疑，而坚为阴象，与大为阳脉而相反，

---

〔1〕其脉数而紧乃弦：谓数而紧乃成弦象。
〔2〕当下其寒：指用温下法。

其义何居？而不知脉大为阳，而与紧脉并见，即为阴所窃附于此者，因以断之曰：阳中有阴[1]，可下之。

此言脉紧为寒疝主脉，又有数而弦，大而紧，俱是阳中有阴，是寒疝之脉之变，其云当下其寒，想即大黄附子汤也。

尤在泾云：脉数为阳，紧弦为阴，阴阳参见，是寒热交至，然就寒疝言，则数反从弦，故其数为阴凝于阳之数，非阳气生热之数矣。如就风疟言，则弦反从数，故其弦为风从热发之弦，而非阴气生寒之弦者，与此适相发明也。故曰脉数弦者，当下其寒，紧而迟，大而紧亦然，大虽阳脉，不得为热，正以形其阴之实也。故曰阳中有阴，可下之。

附　方

《外台》乌头汤　治寒疝腹中绞痛，贼风入攻五脏，拘急不得转侧，发作有时，令人阴缩，手足厥逆。即大乌头煎。

《外台》柴胡桂枝汤　治心腹卒中痛者。

柴胡四两　黄芩　人参　芍药　桂枝各一两半　生姜三两　甘草三两　半夏二合半　大枣十二枚

上九味，以水六升煮取三升，温服一升，日三服。

此证由风邪乘侮脾胃者多，然风气通于肝，此方提肝木之气，驱邪外出，而补中消痰化热，宜通营卫次之。沈自南谓：加减治胃脘痛如神。

《外台》走马汤　治中恶，心痛腹胀，大便不通。

巴豆一枚，去皮心，熬　杏仁二枚

上二味，以绵缠，槌令碎，热汤二合，捻取白汁饮之，当下。老小量之，通治飞尸鬼击病[2]。

―――――――――

[1] 阳中有阴：数、大为阳脉，紧、弦、迟为阴脉。如数与弦并见，或大与紧并见，即是阳中有阴的脉象。

[2] 飞尸鬼击：《巢氏诸病源候论》："飞尸者，发无由渐，忽然而至，若飞走之急疾，故谓之飞尸。其状心腹刺痛，气息喘急，胀满上冲心胸者是也。鬼击者，谓鬼厉之气击着于人也。得之无渐，卒著，如人以刀矛刺状，胸胁腹内绞急切痛，不可仰接，或吐血，或鼻中出血或下血。"

沈自南云：中恶之证，俗谓胶肠乌痧，即臭秽恶毒之气，直从口鼻入于心胸，肠胃脏腑壅塞，正气不行，故心痛腹胀，大便不通，是为实证，似非六淫侵入，而有表里虚实清浊之分。故用巴豆极热大毒峻猛之剂，急攻其邪，佐杏仁以利肺与大肠之气，使邪从便出，一扫尽除，则病得愈。若缓须臾，正气不通，营卫阴阳机息则死，是取通则不痛之义也。

问曰：人病则食自少，若以食少，而误认为宿食，往往以查曲枳朴消导之药，虚其中气，以致外邪乘虚入里者，不可胜计，然而果有宿食，何以别之？师曰：宿食脉似当于关部见其沉滑，而患之颇久则不然，其谷气积而壅盛则寸口脉浮而大，饮食不节，则阴受之，阴受之则血先伤，故按之不滑而反涩，且中气阻滞，而水谷之精，不能下逮，其尺中亦微而涩，故于微涩中知其所以受伤者，由于有宿食，以大承气汤主之。

脉数而滑者，有余之象，为谷气之实也，此脉断其有宿食，所可疑者，上言微涩为宿食，兹何以又言数滑为宿食乎？而不知因宿食而受伤，则为微涩，若宿食之本脉，则为数滑，新旧虽殊，病源则一，下之则愈，宜大承气汤。久利而不欲食者，是脾伤不能食也，若下利之初即不欲食者，此有宿食[1]，所谓伤食即恶食是也，当下之，宜大承气汤。

此三节，言宿食可下之证。

参各家说，脾胃者，所以化水谷而行津气，不可或止者也。谷止则化绝，气止则机息，化绝机息，人事不其颓乎？故必大承气速去其停谷，谷去则气行，气行则化续而生以全克矣。若徒用平胃散及谷芽、麦芽、山查、神曲之类，消导克化，则宿食未得出路，而生气积日消磨，岂徒无益，而又害之，医者当知所返矣。

大承气汤方见《痉病》

胃有三脘，宿食在上脘者，膈间痛而吐，此可吐而不可下也。在中脘者，心中痛而吐，或痛而不吐，此可吐而亦可下也。在下脘者，脐上痛而不吐，此不可吐而可下也。今宿食在上脘，当吐之，宜瓜蒂散。

此言宿食可吐之证也。

---

[1]此有宿食：赵刻本作"有宿食也"。

瓜蒂散方

瓜蒂一分，熬黄　赤小豆三分，煮

上二味，杵为散，以香豉七合煮取汁，和散一钱匕，温服之。不吐者，少加之，以快吐为度而止。

总之，治病以脉为凭，上言浮大、反涩、微涩数滑，皆于活泼泼中，以意会之，不可以言传之也。而于紧脉中定其宿食，此旨则微而尤微，脉紧如转索无常者[1]，宿食也。

按：脉紧为外感之定脉，而所异者，在"无常"二字，言忽而紧，忽而不紧也。

脉紧头痛加风寒，腹中有宿食不化也。

按：脉紧头痛风寒，言脉紧头痛与风寒证无异，但风寒证有恶风恶寒、项强脉浮等证兼见，而此则但觉头痛也。此以脉紧论宿食，是诊脉之最元妙而难言也。尤注得旨。

尤在泾云：脉紧如转索无常者，紧中兼有滑象，不似风寒外感之紧，为紧而带弦也。故寒气所束者，紧而不移，食气所发者，乍紧乍滑，如以指转索之状，故曰无常。脉紧头痛风寒者，非既有宿食，而又感风寒也。谓宿食不化，郁滞之气，上为头痛有如风寒之状，而实为食积类伤寒也。仲景恐人误以为外感而发其汗，故举以示人曰，腹中有宿食不化，意亦远矣。

---

[1]如转索无常：即指脉象乍紧乍滑，无一定常态。

五脏风寒积聚病脉证并治第十一

肺为主气之脏，其中风者，气不布津而口燥气不下行而喘，气伤不支而身如坐舟车之上而转运，气伤力乏而身重[1]，气伤则清阳不升而头冒，气伤则水道不行而肿胀[2]。五液在肺为涕，肺中寒，则寒气闭于肺窍，而蓄藏之郁热，则反从口中吐出浊涕。肺将死而脉见真脏，浮之虚[3]，按之弱[4]，如葱叶，下无根者，为天水不交[5]，故死。

此篇于《内经》不同，所以补《内经》之未及也。

此节言肺中风寒证脉也。

徐忠可云：按以上证，皆言肺本受病，则所伤在气，而凡身之借气以为常者，作诸变证如此，乃详肺中风寒之内象也。若《内经》所云，肺风之状，多汗恶风，时咳，昼瘥暮甚，诊在眉上，其色白，此言肺感表邪之外象。

肝为风术之脏，若中风者，以风从风动而上行，则头目瞤，肝脉布胁肋，风胜而脉急，则两胁痛，而行常伛[6]，《内经》云："肝苦急，食甘以缓之。"此木胜而土负，乃求助于其味，故令人嗜甘。肝中寒者，大筋拘急，故两臂不举，肝脉循咽喉之后，肝寒而逼热于上，则舌本燥[7]，胆主善太息，肝病则胆郁，郁则善太息，肝脉上行者，挟胃贯膈，寒则胸中痛，痛甚则不得转侧，挟胃则胃受木克，故得食则吐，贯膈，则心母临子，而为汗自出也。肝将死而脉见真脏，浮之弱，按之如索弦紧俱见，去而不来，或失阴阳往复之道，无胃气也。或出入勉强，有委而不前，屈曲难伸之状，脉形曲如蛇行者，主死。

此言肝中风寒证脉也。

---

〔1〕运：即眩晕。徐忠可云："运者，如在车船之上而能自主也。"

〔2〕冒：即眩晕头目不清。

〔3〕浮之：指轻按。

〔4〕按之：指重按。

〔5〕天水不交：即金水相生之机已绝。

〔6〕行常伛：走路时不能挺直，常曲背而行。

〔7〕舌本：即舌的根部。

徐忠可云：此上言风寒所感，肝之阴受伤，则木气不能敷荣，而凡身之借阴以为养者，作诸变证如此，乃详肝中风寒之内象也。如《内经》所云：肝中于风，多汗恶风，善悲，色苍，嗌干善怒，时憎女子，诊在目下其色青，此言肝受表邪之外象也。

肝主疏泄，气血滞而不行，如物之粘着，为病名曰：肝着，其人常欲以手蹈其胸上[1]，借按摩以通其气也。盖血气之郁滞，遇热略散，苟至大苦时，则病气发而为热，又非饮热所能胜矣，故必先于未苦时，但欲求其散而思饮热，由此病证而得其病情以为据，以旋覆花汤主之。

此另言肝着之证治也。但胸者，肺之位也。肝病而气注于肺，所谓横也。纵横二字详《伤寒论》。

徐忠可云：前风寒皆不立方，此独立方，盖肝着为风寒所渐，独异之病，非中风家正病故也。

旋覆花汤方

旋覆花三两，即金沸草　葱十四茎　新绛少许[2]

上三味，以水三升煮取一升，顿服。

心为火脏，乃君主之官，若中风者，风为阳邪，并之则翕翕然风火并齐而发热，君主病，而百骸皆废，则不能起，火乱于中，则心中嘈而饥，热格于上，则食即呕吐。心中寒者，寒为阴邪，外束之则火内聚，其人苦病心中懊憹无奈，似痛非痛，其麻辣如啖蒜状[3]；剧者心痛彻背，背痛彻心，譬如虫之往来交注[4]，其脉浮者，寒有外出之机，强用吐法则不可，若得机欲向愈而自吐病乃愈。心伤者，不关于风寒，而气血不足，为内伤也。其人一有劳倦，即头面赤而下重，盖以血虚者，其阳易浮，上

----

〔1〕蹈（dǎo 捣）：本义是顿足，这里指用力按捺的意思。

〔2〕新绛：较多医家认为是绯帛，将已染成大赤色丝织品的大红帪帜作新绛使用。有谓绛是用苏木、红花汁或茜草染成的。陶弘景则称绛为茜草，新绛则为新割之茜草。

〔3〕啖（dàn 淡）：吃的意思。

〔4〕虫注：赵刻本作"蛊注"。蛊注，证候名。《巢氏病源》云："常乏力羸惫，骨节沉重，发则心腹烦懊而痛，令人所食之物亦变化为蛊，渐侵食府藏尽而死，则病流注染著傍人，故谓之蛊注。"

盛者，下必无气也，血虚不能养心，则心中痛，火亢而成未济，则自烦，发热，心虚于上，以致肾动于下，则当脐跳，子盗母气，其脉则弦，此为心脏伤所致也。心将死而脉见真脏，浮之实如麻豆[1]，按之益躁疾者，为阴气已绝，主死。

此言心中风寒之证脉也。又心伤者，风寒之本病也。

以心为十二官之主，故特郑重言之也。

徐忠可云：生万物者火，杀万物者亦火。火之体在热，而火之用在温，故鼎烹则颐养，燎原则焦枯。已上证，乃正为邪使，而心火失阳和之用，凡身之借阳以暖者，其变证如此，乃详心中之内象也。若《内经》云：心中于风，多汗恶风，焦绝善怒吓，病甚则言不可快，诊其口，其色黑。《千金》曰"诊在唇，其色赤"，此言心中风之外象也。

至于心伤证，前言犹未尽也。请再申其义，人病如邪所凭，而为悲哭致使魂魄不安者，虽有六气七情痰火之异，而其源则为血气少也；然血气之所以少者，属于心。血从气生，言气即可以该血，心气虚者，其人则畏，合目欲眠，梦远行而精神离散，魂魄妄行。心主失其统御之权，为颠为狂。势所必至者，然颠狂亦有阴阳之分。阴气衰者为颠，阳气衰者为狂。其与经文重阴者颠、重阳者狂之旨，似若未合，然彼以寒热分阴阳，此以气血分阴阳，按之览者，当会通于言外。

此承上节心伤而申其说也。

脾中风，则周身翕翕发热，形如醉人，面红四肢俱软，腹中因风动火而烦，本气湿生而重，上下眼胞属脾胃，而名皮目风入而主动，则见眴眴，脾居肺肾之中界，一病则懒于承上接下，天水不交而短气。脾将死而脉见真脏，浮之大坚，金失柔和之胃气，按之如覆盆，覆杯何状？即空而无有之洁洁状且躁疾不宁如摇者[2]，主死。

---

〔1〕麻豆：赵刻本作"丸豆"，《金匮心典》作"麻豆"。曹颖甫云："此云脉之实如麻豆，即以坚实言之。"

〔2〕洁洁状：《脉经》《千金》："按之中如覆杯洁洁状。"《金匮要略选读》："按之如覆盂洁洁，状如摇者，死。"《中国医学汇海》："按之如覆杯，洁洁状如摇者死。"《医宗金鉴》《金匮心典》均同《汇海》。根据多数注本句读，读至"覆杯"作断句。《医宗金鉴》引李注："洁洁者，空而无有之象也。状如摇者，脉躁疾不宁，气将散也，故死。"

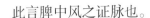

此言脾中风之证脉也。

按：宋本臣亿等，五脏各有中风中寒，今脾止载中风，肾中风中寒俱不载。古人简乱极多，去古既远，无文可补缀之。沈自南云："脾中寒，予拟《伤寒论》中太阴自利不渴而补之。肾中风，予拟少阴黄连阿胶汤证补之。肾中寒，予拟通脉四逆汤证补之，不识以为何如？"

徐忠可云：《金匮》缺脾中寒，然不过如自利腹痛，腹胀不食，可类推也。若已上脾中风诸证，则凡形体之待中土以收冲和之益者，其变证如此，乃详脾中风之内象也。若《内经》云，脾中风状，多汗恶风，身体怠惰，四肢不欲动，色薄微黄，不嗜食，诊其鼻上，其色黄，此言脾中风之外象也。

今试诊之趺阳，趺阳为胃脉，今脉浮而涩，浮则为胃气强，涩则为脾阴虚，脾阴虚，不能为胃上输精气，水独下行，故小便数，浮涩相搏，大便则坚，其病因脾虚为胃所管约，以麻仁丸主之。

此言脾约之证治也。

麻仁丸方

麻仁一升　芍药半斤　大黄去皮，一斤　枳实半斤　厚朴一尺，去皮　杏仁一升，去皮尖，熬别作脂

上六味末之，炼蜜和丸，桐子大，饮服十丸，日三服。渐加，以知为度。

肾受冷湿，着而不去，名为肾着，肾着之病，其人身体因湿而见重，腰中固寒而畏冷，如坐水中，着处形微肿如水肿之状，但湿邪能阻止津而口渴，今反不渴，知其上之无热小便自利，知其下之阳衰饮食如故，知其病不关中焦，而属下焦，然肾不劳则不虚，推其致病之由，由于身劳汗出，衣里冷湿，久久得而伤之，其证自腰以下冷痛，至腹皆重如带五千钱，以甘姜苓术汤主之。

此言肾着之病，由于冷湿，不在肾中之脏，而在肾之外腑，以辛温甘淡之药治之也。

徐忠可云：肾脏风寒皆缺，然观《千金》三黄汤，用独活细辛治中风及肾着者，而叙病状曰，烦热心乱恶寒，终日不欲饮食。又叙肾中风曰，踞坐腰痛，则知《金匮》所缺肾风内动之证，相去不远。至寒中肾，即是少阴

标阴之寒证，当不越厥逆下利欲吐不吐诸条，若《内经》云，肾中风状，多汗恶风，面庞然如肿，脊痛不能正立，其色炱，隐曲不利，诊在肌上，其色黑。盖言风自表入，伤少阴经气，乃肾中风之外象也。

甘草干姜茯苓白术汤方一名肾着汤

甘草　白术各二两　干姜　茯苓各四两

上四味，以水五升煮取三升，分温三服。腰中即温。

肾将死而脉见真脏，浮之坚，则不沉而外散，阳已离于阴位。按之乱如转丸，是变石之体，而为躁动，真阳将搏跃而出。益下入尺中者，应伏而反动，反其封蛰之常，主死。

此言肾脏之死脉也。

问曰：三焦之气虚竭而不各归其部[1]，固也，但噫为脾病，今云上焦竭，善噫，何谓也？师曰：中气实统乎三焦上焦受中焦气，中焦未和，不能消谷，谷气郁而不宣故能噫耳。且中焦不和，而下焦亦因而虚竭，即见前则遗溺，后则失便，盖下焦听命于中焦其中焦之气不和，下焦无以受中之荫，则肾气日虚。《经》云："北方黑色，开窍于二阴。"肾虚则前后不能自禁制，此下焦虽病，却不须治，止以补脾健胃，治其中焦。久则自愈。

此言三焦虚竭，统以中焦为主治也。

师曰：热在上焦者，心肺受之，心火盛，肺金愈伤，因咳为肺痿；热在中焦者，脾胃受之，胃热必实而鞭。脾热必燥而闭，因热而结，则为坚[2]；热在下焦者，以下焦为肝、肾、膀胱、大小肠所居之处，或肝胃热盛则尿血，或膀胱热盛亦令淋闭不通[3]。至若大肠有寒者，多鹜溏[4]；即下利溏泻也。有热者，便肠垢[5]，即下利脓血也。小肠有寒者，其人下重便血；即阴结便血也。有热者，流蓄肛门，必病痔。

此又分晰三焦各病也。

---

〔1〕三焦竭部：意即三焦虚竭，不能发挥各部的作用。

〔2〕坚：指大便坚硬。

〔3〕淋闭：淋指小便淋沥涩痛，闭则闭塞不通之意。

〔4〕鹜溏：鹜，即鸭。鹜溏，指大便如鸭粪，稀溏如水。

〔5〕肠垢：即肠中的黏液垢腻。

问曰：病有积，有聚，有䅽气，何谓也？师曰：积者，脏病也，始终不移；聚者，腑病也，发作有时，展转痛移，为可治。䅽气者，食气也，食积太阴，敦阜之气[1]，抑遏肝气，故胁下痛，以手按摩之则食化气行而愈，若饮食稍一不节，则复发名为䅽气。

　　此言腹中痛病大概有三也。

　　徐忠可云：此积非癥瘕之类，亦未必有形停积，天下之物，皆从无中生有，乃气从阴结，阴则粘着也。观下文云：积在喉中，则结阴可知，不然则喉中岂能容有形之物耶？

　　积病坚久难治，必详之于脉。诸凡气血痰食等积大法，脉来沉细而附骨者，此乃为积也。所以然者，以积而不移之处，其气血营卫，不复上行而外达，则其脉亦沉，而作是象，兹试举其脉出之所以，决其受病之处。若此脉出寸口，积在胸中；微出寸口，积在喉中；出关上，积在脐旁；上关上，积在心下；微下关，积在少腹；尺中，积在气冲[2]；脉出左，积在左；脉出右，积在右；若沉细不起之脉两手俱出，是中央有积，其气不能分左右也。可断之曰：积在中央；凡此者各以其部处之。

　　此言积脉分上下左右而定之也。

---

〔1〕敦阜之气：敦，即温厚结实；阜，即刚毅富盛。敦阜之气，意指温煦刚悍之气。
〔2〕气冲：穴名，在脐腹下横骨两端。

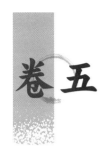

卷五

痰饮咳嗽病脉证并治第十二

问曰：夫饮有四，何谓也？师曰：有痰饮，有悬饮，有溢饮，有支饮。

此分别四饮之名目也，今人于四饮外，加留饮[1]、伏饮[2]，而不知四饮证之病因，多起于水留而不行，甚者伏而不出，亦何必另立病名乎？

问曰：四饮何以为异？师曰：其人素盛今瘦[3]，其精津化为痰饮，不复外充形体，而第觉水走肠间，水顺流则无声，有所滞碍则沥沥有声，谓之痰饮。即稠痰，稀饮而俱见也。饮后，水流在胁下，不上不下，悬结不散，咳唾引痛，谓之悬饮。悬，即悬挂之意也。饮水流行，归于四肢，当汗出而不汗出，流壅经表，身体疼重，谓之溢饮。溢，即流溢之义也。咳逆倚息不得卧[4]，肺气壅而不行，其形如肿，谓之支饮。如水之有派，木之有枝，附近于脏，而不正中也。

此分别四饮之病证也。

前言四饮，或膈间，或肠间，或胁下，或胸中，皆不能尽饮之为病也。凡五脏有偏虚之处，则饮乘之，可以历指其所在，水饮在心，心下悸动有力，状如坚筑，火为水制，而气不伸，则短气，恶水不欲饮。水饮在肺，吐涎沫，吐过多，则渴欲饮水。水饮在脾，中气伤则少气，湿气盛则身重。水饮在肝，肝脉布胁肋，则胁下支满，嚏出于肺，而

---

〔1〕留饮：指长期留而不行的水饮。
〔2〕伏饮：指痰饮潜伏于体内，经常发作。
〔3〕素盛今瘦：平素健体丰盛，既病之后，身体消瘦。
〔4〕倚息：呼吸困难，不能平卧。赵刻本"不得卧"前有"短气"二字。

肝脉上注肺，故嚏而牵引作痛。水饮在肾，水盛而凌心，起于脐下，跳动甚，则为心下悸。

此承上四饮而推及五脏，而其义始备也。言脏而不及腑，以腑为阳，在腑则行矣。与水气篇不同。

然以五脏言之，则为在；以病因言之，则为留。夫心下有留饮，背为胸之府，水留心下，溢于胸中，而编著于背，其人背寒，冷如掌大。饮留之处，阳气所不入也。留饮者，胁下痛引缺盆，以饮留于肝，而应于肺也，咳嗽则撤已。以饮被气击，而欲移也。胸中有留饮，其人饮盛者，气不伸，则短气饮结者，津液不输而口渴，四肢历节痛，以痰饮横流于肢节也。然不与历节黄汗同者，以其脉沉者，责其有留饮。

此言饮之留而不去之为病也。

魏念庭云：背为太阳，在《易》为艮止之象〔1〕，一身皆动，背独常静，静处阴邪常客之，所以阴寒自升入，多中于背，阴寒自内生，亦多踞于背也。

饮留而不去，谓之留饮；伏而难攻，谓之伏饮。膈上伏饮之病，时见痰满喘咳，病根已伏其中，一值外邪暴中。其内饮与外邪相援，一时吐露迅发，则以外邪之为寒热，背痛腰疼，激出内饮之痰满喘咳大作，以致目泣自出〔2〕，其人振振身瞤诸剧，因以断之曰，必有伏饮。

此言饮之伏而骤发也。俗谓哮喘，即是此证。当表里并治，如小青龙汤及木防己汤去石膏加芒硝、茯苓为主治，余著有《公余医录》及《医学实在易》，二书中论之颇详，兹不再赘。

饮病当求其所因，不必尽由于饮水，而即饮水可以例其余也。谓夫病人饮水多，水停胸膈，必暴喘满。此其易见而易知也。推而言之，凡食少则脾虚不能制水，饮多则水邪又因而增益；水停心下，甚者助肾凌心则为悸，微者妨碍气道而短气；若脉双手俱弦者，寒气周体也，皆因大下后伤中气而善虚〔3〕。若脉偏于一手，见弦者，饮气偏注也。医者求其病因，当于虚寒二字加意焉可。

此言饮病之因，指其大略，以为一隅之举也。

---

〔1〕艮止之象：艮，八卦之一，卦形是"☶"，代表山。《辞源》："止也，限也。"

〔2〕目泣：即流泪之义。

〔3〕善虚：赵刻本作"喜虚"。尤在泾《金匮要略心典》和《医宗金鉴》均作"里虚"。似从后者为妥。

上言脉弦，弦为阴象，阴则为寒，弦则为减，减则为虚，不易之理也；然有不可以弦概之者，自当分别。肺饮则脉不弦，但苦喘、短气；支饮上附于肺，即同肺饮，故亦喘而不能卧，加短气，其脉亦平而不弦也。余求其所以然之故。盖以弦者，借木之象也。肺属金而克木，故肺之自病不弦，肺之初病亦不弦，病势之未甚则然也。二者自当别论。

此言饮脉之不弦者，大抵饮之未甚也。举此二者，跌出下节温药之正治，此作撇笔看，不然与后第十四条矛盾。

请言其治法，病痰饮者，偏寒偏热，皆未中綮[1]，当以温药和之，此不烦之要语也，上节言病痰饮，犹未言痰饮之见出何证也，缘其心下有痰饮，阴邪冒于阳位，阳虚不运，则胸胁支满，阴气上干，则自眩，此痰饮病之的证也。上第言以温药和之，犹未言温药之当用何方也。温能化气，甘能健脾，燥能胜温，淡能利水，以苓桂术甘汤主之。此痰饮病之的方也。

此为痰饮病而出其方也。

苓桂术甘汤方

茯苓　桂枝　白术各三两　甘草二两

上四味，以水六升，煮取三升，分温三服，小便则利。

和以温药，不独治痰饮然也，即微饮亦然，微者不显之谓也。饮而曰微，非气非水，如阴霾四布，阻塞升降之路，则为短气，谓夫短气之由，皆由于有微饮，法当从小便而去之，盖以膀胱为水府，太阳之气通于天，以苓桂术甘汤主之，令膀胱气化，则天高日晶，阴霾自散，而升降之气顺矣。若肾气丸，是从府而求之脏，二方相为表里，故亦主之。

此为短气有微饮，而出利小便二方也。喻氏谓微饮阻碍呼吸而短气，当辨之几微，若呼之气短，是心肺之阳有碍，宜苓桂术甘汤通其阳，阳气通则膀胱之窍利矣；若吸之气短，是肝肾之阴有碍，宜肾气丸通其阴，阴通则小便之关开矣。两方并重，与《金匮》原文意未甚深透，于此说，不可不姑存之，为中人以下说法。

---

[1] 中綮（qǐ 起）：即中肯之义。

苓桂术甘汤方见上

肾气丸方见《妇人杂病》

病者脉伏，可知其有留饮矣。其人欲自利，利后则所留之饮，从利而减，一时反见爽快；然虽利，而病根未除，心下续即坚满，是去者自去，续者自续。此为留饮欲去而不能尽去故也，治者，宜乘其欲去之势而导之，以甘遂半夏汤主之。

此言留饮有欲去之势，因出其乘势利导之方也。

甘遂半夏汤方

甘遂大者三枚　半夏十二枚，以水一升，煮取半升，去渣　芍药五枚　甘草如指大一枚，炙

上四味，以水二升，煮取半升，去渣，以蜜半升，和药汁煎取八合，顿服之。

脉浮本中虚也，浮中而见细滑，则为伤饮，谓饮水过多所伤，乃客饮而非内饮也。弦为阴主寒，数为阳主热，前寒疝篇言数弦者，当下其寒，正可触类而旁通，今按其脉则弦数，察其证有寒饮，是脉与脉相左，脉与证又相左，相左者势相持，至冬之大寒，夏之火热，偏寒偏热之药，不能两全，故为难治。脉沉而弦者，沉主里而弦主饮，其为悬饮内痛，无疑，病悬饮者，十枣汤主之。

此一节分三小节。首节言伤于客饮，以跌起内饮，次节以数弦跌起沉弦，盖悬饮原为骤得之证。若不用此猛剂，而喘急肿胀诸证随作，恐滋蔓难图也。《三因方》以三味为末，枣肉和丸，名十枣丸，颇善变通。

十枣汤方

芫花熬　甘遂　大戟各等分

上三味，捣筛，以水一升五合先煮肥大枣十枚，取八合，去滓，纳药末，强人服一钱匕，羸人服半钱匕，平旦温服之[1]，不下者，明日更加半钱匕，得快利后，糜粥自养。

上言饮水流行，归于四肢，当汗出而不汗出，身体重病，谓之溢饮。夫四肢，阳也。水在阴者宜利，在阳者宜汗。凡病溢饮者，当发其汗，然汗亦有寒热之别，热者以辛凉发其汗，大青龙汤主之；寒者，以辛温发其汗，小青龙汤亦主之。

---

〔1〕平旦：古人以寅时称"平旦"，一般指拂晓时。

此言溢饮之治法也。小青龙汤不专发汗，而利水之功居多，二方平列，用者当知所轻重焉。

大青龙汤方

麻黄六两　桂枝　甘草各二两　生姜三两　杏仁四十个　大枣十二枚　石膏如鸡子大一枚

上七味，以水九升，先煮麻黄减二升，去上沫，内诸药煮取三升，去滓，温服一升，取微似汗，汗多者，温粉扑之。

小青龙汤方

麻黄去节　芍药　干姜　甘草炙　细辛　桂枝各二两　五味子　半夏各半升

上八味，以水一升，先煮麻黄，减二升，去上沫，内诸药，煮取三升，去滓，温服一升。

膈在上，比心下稍高。膈间有支饮，迫近于肺，故其人喘，膈间清虚，如天之空，饮气乘之，故其人满，满极，则连及心下痞坚，胃之精华在面，阴邪夺其正气，故不荣于面而色黧黑，其脉因水而沉，因寒而紧，得之数十日。医或疑其在上而吐之，或疑其在下而下之，俱不能愈，宜开三焦水结，通上中下之气，以木防己汤主之。方用人参，以吐下后水邪因脾虚而结者服之即愈。若胃中有实者，虽愈而三日复发，复与前方而病不愈者，宜木防己汤去石膏之寒，加茯苓以直输水道，加芒硝以峻开坚结，作汤主之。

此言支饮重证而两出其方也。

男元犀按：膈间支饮喘满者，支饮充满于膈间，似有可吐之义，然既曰支饮，则偏旁而不正中，岂一吐所能尽乎？云心下痞坚者，似有可下之义，然心下之旁，为脾之部，以病得数十日之久，虽成坚满，而中气已虚，下之恐蹈虚虚之弊，岂常法所可下乎？故曰：医吐下之不愈也。面色黧黑者，是黑而黯黄，主脾虚胃肠实也，胃肠实则不能敷布精华于上，此面色黧黑之所由来也。脉沉紧者，沉为病在里，紧为寒为饮，饮邪充满，内阻三焦之气，喘满痞实之证作矣。主以木防己汤者，以防己纹如车辐，运上焦之气，使气行而水亦行；石膏色白体重，降天气以下行，天气降则喘满自平；得桂枝为助，化气而蒸动水源，使决渎无壅塞之患；妙在重用人参，补五脏，益中焦，俾输转有权，以成其攻坚破结之用，故曰虚者之愈，实者胃肠成聚，实而有物，故三日复发也。复与不愈者，宜前方去石膏之凝寒，加茯苓以行其水气，芒硝以攻其积聚，斯支饮顺流而下出矣。魏氏云："后方去石膏加芒硝者，以其既散复聚，则有坚定之物。留作色囊，故以坚投坚而不破者，以软投坚而即破也。加茯苓者，亦引饮下行之用耳。"此解亦超。

木防己汤方

木防己　桂枝各三两　人参四两　石膏如鸡子大二枚。一本十二枚

上四味，以水六升，煮取二升，分温再服。

木防己去石膏加茯苓芒硝汤方

木防己　桂枝各三两　茯苓四两　人参四两　芒硝三合

五味，以水六升，煮取二升，去滓，内芒硝再微煎，分温再服，微利则愈。

心下有支饮，虽不正中，而迫近于心，是饮邪上乘清阳之位，故其人苦冒眩，泽泻汤主之。

泽泻汤方

泽泻五两　白术二两

上二味，以水二升煮取一升，分温再服。

支饮胸满者，厚朴大黄汤主之。

上节言心下支饮，用补土镇水法，不使水气凌心，则眩冒自平。此节指支饮在胸，进一层立论，云胸满者，胸为阳位，饮停于下，下焦不通，逆行渐高，充满于胸故也。主以厚朴大黄汤者，是调其气分，开其下口，使上焦之饮顺流而下。厚朴性温味苦，苦主降，温主散；枳实形圆味香，香主舒，圆主转，二味皆气分之药，能调上焦之气，使气行而水亦行也；继以大黄之推荡，直通地道，领支饮以下行，有何胸满之足患哉？此方药品与小承气同，其分两主治不同，学者宜潜心体认，方知古人用药之妙。

厚朴大黄汤方

厚朴一尺　大黄六两　枳实四枚

上三味，以水五升煮取二升，分温再服。

支饮不得息，肺满而气闭也，闭者宜升，以葶苈大枣泻肺汤主之。

此为支饮气闭者而出其方治也。

葶苈大枣泻肺汤方 见《肺痈》

凡呕家必伤津液，本应口渴，渴者病从呕出为欲解，今反不渴，是胃中之客邪可尽，而边旁之水饮常存，饮气能制燥。心下有支饮故也，以小半夏汤主之。

此言支饮偏而不中，故不能与吐俱出也。小半夏汤散结蠲饮，且能降逆。

小半夏汤方

半夏一升。一本五钱　生姜半斤。一本四钱

上二味，以水七升煮取一升半，分温再服。

中焦以下为腹，腹满，责在下焦，何以上焦见口舌干燥，此为肠间有水气，水尽趋于下，则不能复润于上矣，以己椒苈黄丸主之。前后分攻水结，水结开豁，则腹满可除，水化津生，则口燥可滋矣。

此下三节，俱言水病，水即饮也，饮之未聚为水，水之既聚为饮。师又统言之，以补上文所未备，此言肠间有水之治法。

己椒苈黄丸方

防己　椒目　葶苈　大黄各一两

上四味末之，蜜丸如梧子大，先食饮服一丸，日三服。小服而频，示缓治之意，稍增，大抵可渐增至五丸及十丸。口中有津液。渴者加芒硝半两。渴，不应有津液，今津液多而久渴，故知胃有实热也，加芒硝以下之，所以救胃也。

无物曰呕，有物曰吐，病人卒然呕吐，邪从上越，则心下宜空旷无碍，乃仍然心下痞，是膈间停蓄有水，水阻阳气不升则眩，水凌心主不安则悸者，宜辛温以升上焦之痞，淡渗以通决渎之壅，以小半夏加茯苓汤方主之。

此言膈间有水之治法。

小半夏加茯苓汤方

半夏一升　生姜半斤　茯苓四两

上三味，以水七升煮取一升五合，分温再服。

假令瘦人，则不应有水，今乃脐下有悸，是水动于下也。吐涎沫是水逆于中也，而且头目颠眩[1]，是水犯于上也，形体虽瘦，而病实有水。此水之变机也，以五苓散主之。

此言水犯于上中下之法也。

五苓散方

泽泻一两六铢　猪苓　茯苓　白术各十八铢　桂枝半两

上五味为末，白饮服方寸匕[2]，日三服，多服暖水，汗出愈。盖欲使表里分消其水，非挟有表邪而欲两解之谓。

附　方

《外台》茯苓饮　治心胸中有停痰宿水，自吐出水后，心胸间虚气满，不能食。消痰气，令能食。

茯苓　人参　白术各三两　枳实二两　桔皮二两半　生姜四两

上六味，以水六升煮取一升八合，分温三服。如人行八九里，进之。

此痰饮善后最稳当之方。

咳嗽症，表里寒热虚实，七情劳伤俱致之，最为虚损大关头，然泛而求之，条绪纷繁，连篇累牍，不能尽也，切而求之，可以不烦言而喻，盖咳家，其脉眩，为有水，十枣汤主之。

此提出咳家之大源头，治咳之大手法，俨如云端指示也。后人畏其峻而不敢用，自二陈汤、六安煎、治嗽散以及于宁咳汤、八仙长寿丸、杏仁酪、燕窝粥之类，皆姑息养奸，引入虚损之门而死，余愿吾辈发天良而自问，其亦当知变计矣。

---

〔1〕颠眩：即头目眩晕。

〔2〕白饮：即白开水。　方寸匕：古代量取药末的器具名。其形状如刀匕，大小
　　　约一寸正方，故名。

许仁则云：饮食咳者，由所饮之物，停滞在胸，水气上冲，肺得此气，便成咳嗽。经久不已，渐成水病。其状不限四时昼夜，遇诸动、嗽物即剧，乃至双眼突出，气如欲断，汗出，大小便不利，吐痰饮涎沫无限，上气喘急肩息，每旦眼肿，不得平眠，此即咳家有水之证也。自著有干枣三味丸方亦佳：大枣六十枚，葶苈一升，杏仁一升，合捣作丸，桑白皮饮下七八丸，日再稍稍加之，以大便通利为度。

按：许氏代方，一则胆识不及，一则趋时行道，轻证可以取用，若重证不如三因十枣丸，犹存古人遗轨。

十枣汤方见上

夫有支饮家，饮气扰乱清道，动肺则咳，动心则烦，搏击阳气则胸中痛者，已有死道，犹不卒死，延至一百日，或一岁，虽虚而元气未竭，医者不可逡巡畏缩，宜以十枣汤。单刀直入以救之。此不恒名，不避怨，自尽其道然也。若未至于一百日乃一岁，更不必言矣。

此承上节而言，十枣汤虽峻，舍此并无良法也。

喻嘉言云：咳嗽必因之痰饮，而五饮之中，独膈上支饮，最为咳嗽根底。外邪入而合之，因嗽，即无外邪，而支饮溃入肺中，自令人咳嗽不已，况支饮久蓄膈上，其下焦之气，逆冲而上者，尤易上下合邪也。以支饮之故，而令外邪可内，下邪可上。不去支饮，其咳终无宁宇矣。去支饮用十枣汤，不嫌其峻，岂但受病之初，即病蓄已久，亦不能舍此别求良法。其曰：咳家其脉眩为有水，十枣汤主之。正谓弦急之脉，必以治饮为急也，犹易治也。其曰：夫有支饮家，咳烦，胸中痛，不卒死，至一百日、一岁，宜十枣汤。此则可以死而不死者，仍不外是方去其支饮，不几令人骇且疑乎！凡人胸膈孰无支饮，其害何以若此之大？其去害何必若此之力？盖膈上为阳气所治，心肺所居，支饮横据其中，动肺则咳，动心则烦，搏击阳气则痛，逼处其中，荣卫不行，神魄无依，则卒死耳。至一百日、一年而不死，阳气未散，神魄未离可知，惟急去其邪，则可安其正，所以不嫌于峻攻也。扫除阴浊，俾清明在躬，较悠悠姑待其死，何得何失耶？

久咳数岁，缘支饮积肺而咳，饮久不已，则咳亦久而不已也。其脉弱者，知邪不进，为可治；实大数者，知邪日进，故死。其脉虚者，知正衰邪亦衰也。然邪虽衰，而正不能御之，亦足以上蔽清阳之气，故必苦冒，盖以其人本有支饮在胸中故也。十枣汤固为正法，而病家往往惑于时医之言而弃之，究竟当知其不易之治法，治属饮家。

此复申言治咳必先治饮，即未定十枣汤之方，总不外十枣汤之意，寓蠲饮于外养之中也。

然十枣汤虽为攻饮之良方，但其专主内饮，而不主外寒也。若咳而气逆倚几而息能俯凭而不得仰卧，咳逆之甚，何以至此，大抵久病多属水饮，新病每兼形寒，以小青龙汤主之。内饮外寒，兼驱为得。

此节之上，以水饮为主，而出十枣汤一方；此节以下，以内饮外寒为主，而出小青龙汤一方，后从青龙而加减之，为咳证立两大法门。

小青龙汤方 见上

青龙汤温散，惟有余之人宜之，若误施于下虚之人，其汤下咽已，即动其冲气，冲脉起于下焦，挟肾脉上行至喉咙，故多唾口燥，厥气上行，而阳气不治，故寸脉沉，尺脉微，手足厥逆，然多唾口燥，尚未显上冲之形也。甚者气从小腹上冲胸咽，手足厥逆，尚未至于痹也。甚者手足不用而痹，且其面色翕热如醉状[1]，自腹而胸而咽而口而面，高之至也。然犹未至于脱，其上浮之阳，因复下流阴股[2]，而不归其源，以行化气，以致小便甚难，然既已下流，而时复上冒者，其故何也？盖以肾邪挟冲大动，而龙雷之火无归，如电光之闪烁无定也。宜与茯苓桂枝五味甘草汤治其气冲。

此言误服青龙，动其冲气，特出救逆之方治也。

苓桂五味甘草汤方

桂枝　茯苓各四两　五味半升　甘草三两，炙

上四味，以水八升煮取三升，去滓，分温三服。

今借苓桂味甘之方，服后冲气即低，而反更咳，胸满者，是下焦冲逆之气既平，而肺中之寒饮续出也。用桂苓五味甘草汤去桂加干姜、细辛以治其咳满。

---

〔1〕翕热如醉状：颜面潮红而热，有如酒醉之状。
〔2〕阴股：即两腿内侧，此处泛指下焦而言。

此为肺中伏匿之寒饮，而出其方治也。桂气胜而主气，姜味胜而主形，以冲气即降，而寒饮在胸，寒饮为有形之病，重在形不重在气也，可知古人用药之严。

苓甘五味姜辛汤方

茯苓四两　甘草　干姜三两　细辛三两　五味子半升

上五味，以水八升煮取三升，去滓，温服半升，日三服。

服前方咳满即止，而更复作渴，冲气复发者，以细辛、干姜为热药以逼之也。服之当遂渴，若渴而不已，自当另筹甘润咸寒降逆之剂，今者渴病甫增，未治其渴。而渴反止者，火不胜水，为有支饮故也。但有支饮者，必有的据，法当冒，冒者必呕，呕者有水也，复用前汤，内半夏，以去其水。

此言咳满得细辛、干姜而止，而充气又因细辛、干姜而发者，宜于渴与不渴辨之。若渴不止者，另治其冲；若渴即止而冒与呕者，惟治其水饮，半夏一味，去水止呕降逆，俱在其中，审其不渴，则用无不当矣。

苓甘五味姜辛半夏汤方

茯苓四两　甘草二两　细辛二两　干姜二两　半夏半升　五味半升

上六味，以水八升煮取三升，去滓，温服半升，日三服。

水在胃者，为胃为呕，水在肺者，为喘为肺，今水去呕止，其人形肿者，胃气和而肺气未通也，用前方加杏仁主之。其证应内麻黄，以其人遂痹，故不内之；若逆而内之者必厥，所以然者，以其人血虚，阳气无隅，发之最易厥脱，此方以杏仁代麻黄，因麻黄发其阳故也。

此为咳家形肿，而出其方治也。

苓甘五味加姜辛半夏杏仁汤方

茯苓四两　甘草　干姜　细辛各三两　五味　半夏　杏仁各半升

上七味，以水一斗煮取三升，去滓，温服半升，日三服。

若兼见面热如醉，此为胃热上冲熏其面，即于前方加大黄以利之。

此为前证面热如醉者，出其方治也。面热如醉，篇中两见，而义各不同。前因冲气，病发于下，此不过肺气不利，滞于外而形肿，滞于内而胃热，但以杏仁利其胸中之气，大黄利其胃中之热，则得耳。

尤在泾云：水饮有挟阴之寒者，亦有挟阳之热者，若面热如醉，则为胃热随经上冲之证，胃之脉上行于面故也。即于消饮药中，加大黄以下其热，与充气上逆，其面翕热如醉者不同。冲气上行者，病属下焦阴中之阳，故以酸温止之。此属中焦阳明之阳，故以苦寒下之也。

愚按：咳嗽证，《金匮》两见，一在肺痈肺痿之下，大抵以润燥为主；一在痰饮之下，大抵以治饮为先。此仲师咳嗽各证，以此二法，立经权常变之钤法也。然其义蕴，过于深奥，难与中人以下语之，时传方书，聚杂不可为训，而张隐庵、高士宗二家，虽未精粹，尚不支离，姑录之以备参考。

张隐庵云：咳者，肺病也。有邪在皮毛而为肺咳者，有五脏受邪，各结之于肺而为咳者，此外因之咳也。有寒饮食入胃，从肺脉上至于肺，则肺寒而咳者；有脏腑之邪热，上蒸于肺而为咳者，此内因之咳也。盖肺者，五脏之长也，轻清而华盖于上，是以脏腑之病，皆能相结于肺而为咳，然其末见于肺，而其本在于脏腑之间，故当以本末之法，兼而行之，治无不应矣。《素问·咳论》曰：肺咳之状，咳而喘息有音，甚则咯血。心咳之状，咳则心痛，喉中介介如梗状，甚则咽肿喉痹。肝咳之状，咳则两胁下痛，甚则不可以转，转则两胁下满。脾咳之状，咳则右胁下痛，阴阴引肩背，甚则不可以动，动则咳剧。肾咳之状，咳则肩背相引而痛，甚则咳涎。胃咳之状，咳而呕，呕甚则长虫出。胆咳之状，咳呕苦汁。大肠咳状，咳而遗矢。小肠咳状，咳而矢气，气与咳俱矢。膀胱咳状，咳而遗溺。三焦咳状，咳而腹满，不欲饮食。

高士宗云：《语》云，诸病易治，咳嗽难医。夫所以难医者，缘咳嗽根由甚多，不止于肺。今世遇有咳嗽，即曰肺病，随用发散、消痰、清凉、润肺之药，药日投而咳日甚，有病之经脉，未蒙其治，无病之经脉，徒受其殃。至一月不愈，则弱证将成；二月不愈，则弱证已成；延至百日，身命虽未告殂，而此人已归不治之证矣。余因推本而约言之《素问·咳论》云："五脏六腑皆令人咳，非独肺也。"是以咳病初起，有起于肾者，有起于肝者，有起于脾者，有起于心包者，有起于胃者，有起于中上二焦者，有起于肺者，治当察其原，察原之法，在乎审证。若喉痒而咳，是火热之气上冲也，火欲发而烟先起，烟气冲喉，故痒而咳，又有伤风初起，喉中一点作痒，咽热饮则少苏，此寒凝上焦，咽喉不利而咳也。或寒或热，治当和其上焦，其有胸中作痒，痒则为咳，此中焦津血内虚，或寒或热而为咳，法当和其中焦，此喉痒之咳，而属于上中二焦也。若气上冲而咳，是肝肾虚也。夫心肺居上，肝肾居下，肾为水脏，合膀胱水府，随太阳之气，出皮毛以合肺；肺者天也，水天一气，运行不息，今肾脏内虚，不能合水府而行皮毛，则肾气从中土以上冲，上冲则咳，此上冲之咳而属于肾也。又肝藏血，而冲任血海之血，肝所主也。其血则热肉充肤，澹渗皮毛，卧则内归于肝，今肝脏内虚，不合冲任之血，出于肤腠，则肝气从心包以上冲，上冲则咳，此上冲之咳而属于肝也。又有先吐血后咳嗽者，吐血则是厥阴肝脏内伤，而手厥阴心包亦虚，致心包之火，上克肺金，心包主血脉，血脉虚，夜则发热，日则咳嗽，甚则日夜皆热皆咳，此为虚劳咳嗽，先伤其血，后伤其气，阴阳并竭，血气皆亏，服滋阴之药则相宜，服温补之药则不宜，如是之咳，百无一生，此咳之属于心包也。又手太阴属肺金，天也。足太阴属脾土，地也。在运气则土生金，在脏腑则地天交。今脾土内虚，土不胜水，致痰涎上涌，先脾病，而地气不升，因而肺病，为天气不降，咳必兼喘，此咳之属于脾与肺也。又胃为水谷之海，气属阳明，足阳明主胃，手阳明主大肠，阳明之上，燥气治之，其气下行，今阳明之气不从下行，或过于燥而火炎，或失其燥而停饮，咳出黄痰，胃燥热也；痰饮内积，胃虚寒也，此为肠胃之咳，咳虽不愈，不即殒躯，治宜消痰散饮，此咳之属于胃也。夫痰聚于胃，必从咳出，故《咳论》云：聚胃关肺，使不知咳嗽之原，而但以清肺清痰疏风利气为治，适害己也。外有伤风咳嗽初起，便服清散药，不能取效者，此为虚伤风也。最忌寒凉发散，投剂得宜，可以渐愈。又有冬时肾气不足，水不生木，致肝气内虚，泪涕不收，鼻窍不利，亦为虚伤风，亦忌发散，投剂得宜，至春天和冻解，泪涕始收，鼻窍始利。咳嗽大略，其义如是，得其意而引伸之，其庶几乎！又云：咳嗽俗名曰呛，连嗽不已，谓之顿呛。顿呛者，一气连呛二三十声，少则十数声，呛则头倾胸曲，甚则手足拘挛，痰从口出，涕泣相随，从膺胸而下，应于少腹。大人患此，如同哮喘，小儿患此，谓之时行顿呛，不服药至一个月亦愈。所以然者，周身八万四千毛窍，太阳膀胱之气应之，以合于肺，毛窍之内，即有络脉之血，胞中血海之血应之，以合于肝。若毛窍受寒，致胞血凝涩，其血不能澹渗于皮毛络脉之间，气不煦血不濡，则患顿呛，至一月，则胞中之血一周环复，故一月可愈，若一月不愈，必至两月，不与之药，亦不伤身；若人过爱其子，频频服药，医者但治其气，不治其血，但理其肺，不理其肝，顿呛未已，又增他病，或寒凉过多，而呕吐不食；或攻下过多，而腹满溏泄；或表散过多，而浮肿喘急，不应死而死者，不可胜其计矣。

苓甘五味加姜辛夏杏大黄汤方

茯苓四两　甘草二两　干姜　细辛各三两　五味　半夏　杏仁各半升　大黄三两

上八味，以水一斗煮取三升，去滓，温服一升，日三服。

水停心下，当知其先后之分。何以谓先渴？水能格火，火独行而上烁喉舌，则为渴，可于未呕之前，追溯其为水停心下。何以为后呕？渴必多饮，饮多上逆则必呕，可于既渴之后，实指其为水停心下，此属饮家，医者不管其已过之渴，只据其现在之呕而治之，以小半夏加茯苓汤主之。

此于咳嗽后，忽又言及水饮，以水饮为咳嗽之根，故言之不厌其复也。

小半夏加茯苓汤方见上

消渴小便不利淋病脉证治第十三

厥阴为风木之脏，中见少阳相火，若风郁火燔之为病，脏燥求救于水，则为消渴，消渴者，水入不足以制火，而反火所消也。又须旁参他证，方知其为真厥阴之病，其气上冲心，心中疼热，火生于木，肝气通于心也。胃受木克，而求救于食，则饥，然既受克而致虚，虚未回，则虽饥而仍不欲食，即强食之，则随肝气上冲而作吐[1]，此厥阴消渴证外兼见之证也。虽《内经》有云："二阳结，谓之消。"二阳，阳明也。阳明之消，得下即止，而此属之厥阴，下之不肯止[2]。

此节与《伤寒论》厥阴首条，末句二句之字不同，其义迥别。盖以消证后人有上消、中消、下消之分，而其病源总属厥阴。夫厥阴风木，中见少阳相火，风郁火燔，则病消渴。《内经》亦有风消二字，消必兼风言之，亦即此意，且上消系太阴者，心热移肺也；中消系阳明者，火燔土燥也；下消系少阴者，水虚不能制火实，火虚不能化水也。时医俱不言及厥阴，而不知风胜则干，火从木出，消证不外乎此，师故于开宗处，指出总纲，次节言寸口脉，即心营肺卫之部位也。厥阴横之为病，则太阴受之，言跌阳脉，阳明之部位也。厥阴纵之为病，则阳明受之。三节言男子消渴，男子两字，是指房劳伤肾而言，厥阴病，乘其所生，则足太阴受之，以厥阴为主。分看，合看，互看，头头是道，师未出方，然无不可于乌梅丸，及《伤寒》中各条悟出对证之方。

寸口脉浮而迟，浮不固表，即气不敛而为虚，迟不因寒，即营不充而为劳，气既不敛而虚则卫行脉外之气不足，营既不充而劳则营行脉中之气亦竭。心营肺卫，膈消之治法可悟也。然营者水谷之精气，卫者水谷之悍气，虚而且迟，水谷之气，不上充而内郁，则胃热矣。此上消、中消，可分而可合之旨，更诊其跌阳脉浮而数，浮即为气，《经》所谓热气蒸胸中是也，数即为气盛，气有余，便是火，火盛则消谷而

---

〔1〕食则吐：赵刻本《伤寒论》作"食即吐蛔"。本节缺"蛔"字，恐是漏简。

〔2〕不肯止：赵刻本《伤寒论》作"利不止"。

大坚[1]；坚则不能消水，如以水投石，水去而石自若也且夫。气之盛，即火之盛也，火热本足消水也，水入本足救渴也。今胃中坚燥，全不受水之浸润，转从火热之势，急奔膀胱。则溲数，溲数则坚，愈数愈坚，愈坚愈数。坚数相搏，即为消渴。

此以寸口诊营卫，而上消之证含于其中，趺阳诊阳明，而中消之证，详而不漏，然二证实相因而起也。师未出方，今补拟其略，大抵上消证，心火亢盛，移热于肺，为膈消者，用竹叶石膏汤去半夏加栝蒌根之类，或不去半夏，喻嘉言最得其秘。心火不足，移寒于肺，为肺消者，用炙甘草汤，或柴胡桂姜汤加人参、五味子、麦门冬之类。中消证，责在二阳，以人参白虎汤送下脾约丸颇妙。然亦须随症变通，不可胶柱也。

饮水多而小便少者，水消于上，名上消。食谷多而大便坚者，食消于中，名中消。饮水少而反多者，水消于下，名下消。上中二消属热，惟下消寒热兼之，以肾为水火之脏也。男子消渴，小便反多，以饮一斗，小便亦一斗，中无火化可知，以肾气丸主之。从阴中温养其阳，使肾阴摄水，则不直趋下源，肾气上蒸，则能生化津液，何消渴之有耶？

此提出男子两字，是指房劳伤肾，为下消立法，而以肾气丸为主治也，尤在泾谓："水液属阴，外气不至，气虽属阳，中实含水，水与气未尝相离也。"肾气丸内有桂附，所以斡旋肾中颓坠之气，而使上行心肺之分，不然则滋阴润燥之品，同于饮水无济，但益下趋之势而已，驯至有降无升，饮一溲二，久而小便不臭，反作甘气，此肾败而土气下泄也。更有浮在溺面如脂者，此肾败而精不禁也，皆为不治。赵养葵谓："治消之法，无分上、中、下，惟以六八味，专主水火津液之源而救之，然亦在治之于早，而大剂以进，或全料，或半料，加人参两许，煮汁，一日夜服尽为妙。"此后人近理之言，亦可取以互参也。

肾气丸方见《妇人杂病》

更有似消渴而非真消渴者，姑附之以备参考，若病发于表，为脉浮，水停于中，为小便不利，因表邪不去，而发微热，因停水不能化，而为消渴，此与真消渴悬殊，治者，

---

[1] 大坚：《医宗金鉴》云："而大坚句，不成文，大字之下，当有'便'字，必是传写之讹。"

宜利小便发汗，以五苓散主之。

此言外邪内水之渴，与其消渴不同也。

五苓散方见《痰饮》

热渴欲饮水，饮过多，热难消而水不行，以致水入则吐者，名曰水逆[1]，此因渴而生出呕病，更与真消渴病无涉，亦以五苓散主之。

此言因渴而生呕，更与真消渴不同也。

太阳病应发汗，而以水潠之[2]，外寒制其内热，以致渴欲饮水不止者，非味咸质燥，不能渗散其水气，以文蛤散主之。此更与真消渴证相隔霄壤也[3]。

此言外寒制其内热而为渴，又与真消渴不同也。

文蛤散方

文蛤五两

上一味，杵为散，以沸汤五合，和服方寸匕。

淋之为病，小便短而频数，尿出如粟米状[4]，病在下焦，及肝则小腹弦急[5]，及肾则痛引脐中。

此言淋证之病状也。后人有石淋、沙淋、血淋、气淋、膏淋之分，此则统言之也。

淋病为下焦之热，而下焦则本于中焦。趺阳者，胃也。趺阳脉数，胃中有热，即消谷引饮[6]，大便必坚，小便则数。数而无度，茎中不痛，是热气燔烁，消渴之渐也，频数而短，茎中作痛，是热气下注，淋病之根也。

此言淋病由于胃热下注，与消渴异流而同源也。师篇中凡复言叠叙之证，皆有深意。

淋家热结在下，不可发汗，若发汗则阴液重伤，水府告匮，热逼于下，必小

---

〔1〕水逆：水入即吐，格拒而上逆。

〔2〕潠（xùn 训）：用水喷淋。

〔3〕霄壤：霄指天，壤指地，霄壤为相距甚远之义。

〔4〕如粟状：像小米粒状。

〔5〕弦急：即拘急之义。

〔6〕引饮：赵刻本作"引食"。

便出血。

此言淋家不可发汗也。

膀胱为通身之水道，今小便不利者，为膀胱之气不化，便知其有停而不行之水气，设令不渴，则病止于膀胱也。其人若渴，是中焦土弱，津液不能布散于上，而转输于下，且上焦有热而干涸，其气化不达于州都也。以栝蒌瞿麦丸主之。

此言小便不利，求之膀胱，然膀胱之所以能出者，气化也，气之所以化者，不在膀胱而在肾。故清上焦之热，补中焦之虚，行下焦之水，各药中加附子一味，振作肾气，以为诸药之先锋。方后自注"腹中温"三字，为大眼目，即肾气丸之变方也。

栝蒌瞿麦丸方

薯蓣三两　茯苓三两　栝蒌根二两　附子一枚，炮　瞿麦一两

上五味末之，炼蜜丸如梧子大，饮服二丸，日三服。不知，增至七八丸，以小便利，腹中温为止。

若无水气而渴，止是小便不利，其证不杂，其方亦不必求深，审系湿热。蒲灰散主之。若系血分，即用滑石白鱼散，若欲驱除阴分之水湿，茯苓戎盐汤并主之。

此为小便不利并出三方，听人之随证择用也。

蒲灰散方

蒲灰半分　滑石二分

上二味，杵为散，饮服方寸匕，日三服。

滑石白鱼散方

滑石　乱发烧　白鱼各二分[1]

上三味，杵为散，饮服方寸匕，日三服。

茯苓戎盐汤方

茯苓半斤　白术三两　戎盐弹丸大一枚[2]

---

[1]白鱼：亦称衣鱼、蠹鱼。《本草经》云："衣鱼一名白鱼，主妇人疝瘕、小便不利。"

[2]戎盐：即青盐。

上三味，先将茯苓、白术煎成，入戎盐再煎，分温三服。

虽然，治病之道，循其所当然者，更当求其所以然。淋证小便不利，病在水也。然金为水母，肺热则涸其源；胃为燥土，胃热则塞其流。今渴欲饮水，口干燥者，肺胃热盛也，治求其本，以白虎加人参汤主之。

此肺胃热伤之方治也。

白虎加人参汤方 见《喝病》

且胃热为脉浮，为热，为渴，为小便不利，与太阳五苓散证不同。阳明之脉大而浮，肌肉上蒸蒸发热，渴则欲饮冷水，小便因热甚液干而不利者，与太阳五苓散证发汗利水两解其表里者迥别，故不用五苓散，而以猪苓汤主之。

此因脉浮发热，小便不利二句，与五苓节文同，故又分别为猪苓汤之方治，并二证二汤，毫厘千里，学者不可不细心研究。

猪苓汤方

猪苓去皮　茯苓　阿胶　滑石　泽泻各一两

上五味，以水四升，先煮四味，取二升，去滓，纳胶烊消，温服七合，日三服。

卷六

水气病脉证并治第十四

师曰：病有风水，有皮水，有正水，有石水，有黄汗。

此言肤肿病。《内经》概言目窠上微肿，如新卧起之状，其颈脉动，时咳，阴股间寒，足颈肿，腹乃大，水已成矣。以手按其腹，随手而起，如里水之状，而不分别为言。然而病因不同，则治法迥异。师故立五名以为大纲，而脉证标本变化之微，详悉于下。

风水之脉证奈何？其脉自浮，浮为风，故外证骨节疼痛，风尚在表，故恶风；皮水之脉证奈何？水行皮间，内合肺气，故其脉亦浮，外证胕肿[1]，按之没指，其邪既去经而在皮间，既在经故不恶风，在皮间故其腹外实中空如鼓，肿在皮外，而未及肠脏，故不渴，当发其汗，俾皮间之水从汗解；正水之脉证奈何？三阴结，而非风结，故其脉沉，水属阴，故其脉迟，三阴结而下焦阴气不复与胸中之阳相调，水气格阳在上，故其外证自喘，喘为此证之眼目，至于目窠如蚕，两睑肿，腹大，与石水证相同者，不必言也；石水之脉证奈何？水聚于下而不行，故其脉自沉，水在下而未伤中气，中未虚冷，故但沉而不迟，病专在下，而不及于上，故其外证少腹满而不喘，不喘为此证眼目，与正水所同等证，亦不必言也；黄汗之脉证奈何？水邪内郁，故其脉沉迟，心受邪郁，故身发热，热伤在上，故胸满，阳部之邪从阳，故四肢头面肿，久不愈，则邪气侵阴，

---

〔1〕胕肿：即浮肿。《素问·水热穴论》："上下溢于皮肤，故为胕肿。胕肿者，聚水而成病也。"

荣气不通，必至痈脓。

此于五条分晰其脉证也。

试详风水之证，而别其相似之病，脉浮而洪，浮则为风，风者，天之气也。洪则为气，气者，人之气也，是皆失其和者也。风气相搏，若风强于气，则气从风而浸淫肌肤而为瘾疹[1]，身体为痒，痒者借搔而稍疏浅，为泄风，久则生虫为痂癞[2]；若气强于风，则风从气而鼓涌水液，而为水，水成则肿胀喘满，难以俯仰。若风气并强，两相维系[3]，而水液从之，以致身体洪大而肿，盖风为虚邪，自汗恶风，乃其证，今因汗出乃愈，恶风则邪之属虚。无有疑义，故直指之曰，此为风水；彼夫不恶风者，表无风也。小便通利，非风水之相搏也。上焦有寒，其口多涎，乃水入伤心，汗内返而为湿所致，此为黄汗。

此详风水之病源。且风水病最与黄汗相似，故节末又郑重以分别之。风水脉浮，黄汗脉沉，试而易知，师故未言之。

风水中有变异者，不可不知也。风之脉，浮也；水之脉，滑也。今寸口脉沉滑者，不见风脉，但见水脉，中有水气，似属正水。然高巅之上，惟风可到，故面目肿大；风为阳邪，故身中有热；证既属风，其沉亦将变而为浮，而未变之初，无不可先正其名曰风水。视其人之目窠上微肿[4]，如蚕新卧起状，其颈脉动，时时咳，此正水之征也。乃按其手足上陷而不起者，知非正水，而为气水矣，风气相系，亦可正其名曰风水。

此言风水证虽有变异，而真面目不可掩也。

太阳病，脉浮而紧，法当骨节疼痛，此阴邪表实证也。今反不疼，即与阴邪迥别，且身体不为疼而反为重，重则便知其为正水也。不为疼而为酸，酸则便知其为风也，风水误于外，未入于内，故其人不渴，病在外者，宜汗，故汗出即愈，此为风水。此外另有汗后反恶寒者，此为极虚之证，误因发汗得之。亦另有芍药甘草附子汤之治法，不在风水之例。若前证更有渴而不恶寒者，渴似风水，而于不恶寒处，得其机关，知非

---

[1]瘾疹：病名，出于《素问·四时刺逆从论》。又名风瘾疹，即今之荨麻疹。

[2]痂癞：指结痂的癞疾。

[3]相系：赵刻本作"相击"。

[4]微肿：赵刻本作"微拥"。《灵枢·论疾诊尺》有"视人之目窠上微痈"句。"拥""痈"古义同，都是肿的意思。

病风，而独病水，不在皮外，而在皮中，视风水较深一层，此为皮水。其证身肿而冷，状如周痹[1]，盖以周痹为寒湿痹其阳，皮水为水气淫于肤，所以大略相似也。若前证更有胸中气窒，窒而作胀，则不能食，窒而不行，则反聚痛，至暮为阴分更燥而不得眠，明是有水伤心，寒郁其热，其证全在于胸，此为黄汗。若前证之脉浮紧而痛在骨节。脉证却不相反，且咳而喘，不渴者，乃水寒伤肺，此为肺胀[2]，其状如肿，肺主皮毛，皮毛受邪，发汗则愈。然诸病此者，均宜发汗，惟渴而下利，小便数者，为邪已内入，恐非一汗所能愈，皆不可发汗。

此言风水中有类太阳脉，而不出太阳证者，又有相似而实为皮水者，有相似而实为黄汗者，有相似而并非皮水、黄汗，实为肺胀者，师分别其证，未出其方，后人补以越婢加术汤，亦未甚周到，节末以渴者，下利者，小便数者，戒其发汗，大有深意。或问前二条云，风水外证骨节疼，此言骨节反不疼，身体反重而酸。前条云皮水不渴，此云渴，何也？曰：风与水合而成病，其流注关节者，则为骨节疼痛，其侵淫肌肤者，则骨节不疼，而身体酸重，由所伤之处不同故也。前所云皮水不渴者，非言皮水本不渴也。谓腹如鼓而不渴者，病方外盛，而未入里，犹可发其汗也。此所谓渴而不恶寒者，所以别于风水之不渴而恶风也。程氏曰："水气外留于皮，内落于肺，故令人渴是也。"

风水、皮水之外，又有湿热郁于里，为里水者，一身面目黄肿[3]，其分别处在于黄，若黄而汗出亦黄，则为黄汗，身黄而无汗出，则为里水，水在里，故其脉不浮而沉，热久郁，故小便不利，积于内者，溢于外。故令病水。假令小便自利，不因此自利而除其黄肿，反因此自利而亡其津液，津液亡故令渴，以越婢加术汤主之。方见《中风》。

此又从风水、皮水外而言里水也。

尤在泾云：越婢加术，是治其水，非治其渴也。以其身面悉肿，故取麻黄之发表；以其肿而且黄，知其湿中有热，故取石膏之清热，与白术之

---

[1]周痹：病名。病在血中，上下游行，周身都痛。

[2]肺胀：赵刻本作"脾胀"。诸注家多作"肺胀"。

[3]黄肿：《脉经》作"洪肿"。

除湿；不然则渴而小便利者，而顾犯不可发汗之戒耶！或云此治小便利，黄肿未去者之法，越婢散肌表之水，白术止渴生津也，亦通。

又有兼宿疾而致水，不可不知也。趺阳系胃脉，脉本不伏，因水蓄于下，气伏脉亦当伏，今反紧，紧则为寒，此因其人，本自有寒，疝瘕腹中痛，医不温其寒，而反下之，阳气重伤，即胸满短气。而水病大作，所以然者，阳以下而伤，则决渎无权，水不行而泛滥矣；气以下而耗，则精凝血滞，变其常而化水矣。趺阳脉因水病而当伏，今反数，数则为热，此因其人本自有热，热则当消谷而小便数，今反不利，则水液日积，此欲作水。所以然者，阴虚无以配阳，则水为热蓄而不行也。

此言水病人别有宿疾，当从趺阳脉与其旧疾见证而兼顾之，不可以见肿治肿为能事。

水病有五，而正水之病居多，当于脉而体认其所由成，然脉之元妙，可以意会，而不可以言传也。寸口脉浮而迟，浮脉则热，迟脉则潜，热潜相搏，名曰沉。趺阳脉浮而数，浮脉即热，数脉即止，热止相搏，名曰伏。沉伏相搏，名曰水；沉则络脉虚，伏则小便难，虚难相搏，水走皮肤，即为水矣。

徐忠可云：此段论正水所成之由也。谓人身中建运不息，所以成云行雨施之用。故人之汗，以天地之雨名之；人之气，以天地之疾风名之。故寸口脉主上，犹之天道必下济而光明，故曰阴生于阳。趺阳脉主下，犹之地轴必上出而旋运，故曰卫气起于下焦。今寸口脉浮而迟，浮主热，乃又见迟，迟者，元气潜于下也。既见热脉，又见潜脉，是热为虚热，而潜为真潜，故曰热潜相搏，名曰沉，言其所下济之元气，沉而不复举，非沉脉之沉也。今趺阳脉浮而数，浮主热，乃又见数，数者，卫气止于下也。既见热脉，又见止脉，是客气为热，而真气为止，故曰热止相搏，名曰伏，言其宜上出之卫气，伏而不能升，非伏脉之伏也。从上而下者，不返而终沉，从下而上者，停止而久伏，则旋运之气，几乎息矣！息则阴水乘之，故曰沉伏相搏，名曰水，见非止客水也。恐人不明沉伏之义，故又曰络脉者，阴精阳气所往来也。寸口阳气沉而在下，则络脉虚，小便者，水道之所从出也。趺阳真气，止而在下，气有余即是火，火热甚则小便难，于是上不能运其水，下不能出其水，又焉能禁水之胡行而乱走耶？故曰：虚难相搏，水走皮肤，即为水矣。水者，即身中之阴气，合水饮而横溢也。沉伏二义，俱于浮脉见之，非真明天地升降阴阳之道者，其能道只字耶！此仲景所以为万世师也。

次男元犀按：仲景此节，深文奥旨，得徐忠可此注，如暗室张灯，大有功于斯道；但有论无方，读者每苦无下手功夫。先君从原本上下文搜讨，得其要紧，从经方中加出一味，名消水圣愈汤，授政有先叔，屡试屡验，奉为枕秘。厥后此方刻入《时方妙用》中，彼时一齐众楚，无一人能发其旨，以致无上名方，反为俗论所掩。己卯秋，先君以老归田，重订旧著，命余读之后，颇有所悟，遂于《时方妙用》中一节，录此方并方论，附于本节之后。第方中天雄难得，不妨以附子代之。菌桂绝无佳者，不妨以桂枝尖代之。方用天雄（炮）一钱，牡桂（去皮）二钱，细辛一钱，麻黄一钱五分，甘草（炙）一钱，生姜二钱，大枣两枚，知母（去皮）三钱，水三杯半，先煎麻黄至二杯，去上沫，次入诸药，煎八分服，日夜三服。当汗出，如虫行皮中，即愈。水盛者，加防己二钱。天雄补上焦之阳而下行入胃，犹天道下济而光明。而又恐下济之气潜而不返，故取细辛之一茎直上者以举之。牡桂暖下焦之水，而上通于心，犹地轴之上行而旋运，而又恐其上出之气止而不止，故取麻黄之勇往直前者以鼓之。人身小天地，惟建运不息，所以有云行雨施之用。若潜而不返，则气不外濡而脉络虚，故用姜、枣、甘草化气生液，以补络脉。若止而不上，则气聚为火而小便难，故以知母滋阴化阴，以通小便。且知母治肿，出之《神农本草经》，而《金匮》治历节风脚肿如脱，与麻黄附子并用，可以比例而明也。此方即仲景桂甘姜枣麻辛附子汤加知母一味，主治迥殊。可知经方之变化如龙也。

正水病在将成未成之际，其脉如何？寸口脉弦而紧，紧为寒，弦则卫气为寒所结而不行，卫气不行，则藩篱不固，而即恶寒，卫气不行，则水液不运，而不沾流，走于肠间。遂横流于肌肤肢体矣。

此言水病之初成，责在卫气，以寸口主乎卫气也。意者，寒从外得，阳气被抑，水之所由成也。

正水病既成之际，脉又如何？少阳脉紧而沉，紧则为痛，沉则为水，小便即难。

此言小便之既成，责在肾阳，以少阴主肾阳也。意者，寒自内生，而气化不速，水之所由盛也。

正水之脉，有恒有反，不可不知。盖以水阴也，阴盛则脉沉，水行皮肤，营卫被遏，则脉亦沉，今脉得诸沉，当责有水，然必合之，身体肿重，方可断其为水，此脉与证相符之恒也。若正水之病，其脉应沉而陡然暴出者，是真气离根，脱散于外，脉证相反，故主死。

此言止水之常脉则沉，若陡然而出，则为反也。尤氏云："出与浮迥异，浮者盛于上而弱于下，出则上有而下绝无也。"

正水之治，缓者筑以防堤，急则行其疏凿。夫水病人，脾胃为水气所犯，故目下有形如卧蚕，水明亮而光润，故面目鲜泽，正水脉沉，沉极则脉伏，其人胃中津液水饮，俱外溢于皮肤肌肉，无以上于喉舌，则为消渴，此皆水病先见之征也。及其病水之势既成，则腹大，小便不利，其脉沉甚而欲绝者，诊其脉则为无阳，审其势则为有水，可于扶阳中疏凿其水以下之。俾水去则阳回，而元自复矣。

此言正水病，腹大，小便不利，脉道被遏而不出，其势已甚。子和舟车、神祐等丸，虽为从权救急之计，然虚人不堪姑试。余借用真武汤温补肾中之阳，坐镇北方以制水，又加木通、防己、川椒目以导之，守服十余剂，气化水行，如江河之沛然莫御矣。此本论中方外之方也。

问曰，病下利后，阴液亡则渴欲饮水，饮水多而小便利，水有入而无出，积于腹中，而为腹满，固事之常也。乃因而为肿者[1]，其故何也？答曰：水必得气而行，此缘利后气伤，饮水过多，法当病水，若得小便自利，则水从下通，及汗自出者，则水从外泄，水虽聚而常行，自当愈。然其所以汗与利者，气内复而机自行也，而辛散渗淡之药，不足恃耳。

此言客水成肿，易成而亦易愈，调其中气，则气复，而水自从利从汗而行矣。有一张姓者，疟愈后，日饮水数升，小便不利，有用四苓加木通，

---

[1]因肿：《脉经》作"阴肿"，即前阴水肿。

服之三日，溺时茎痛，一日夜尿不及半小盏，尿盆底如朱砂，日更衣，遍服利水之药，形肿日增。有一老医马姓，主以济生肾气丸，早吞二钱，暮服六君子汤一服，许以半月必愈，服至二十余日，不效。又增出不寐、气喘、呕逆之逆证，病家极恼前医之失，而求治于予。予诊其色，鼻准黄润，诊其脉，虽细小中而却有缓象。直告之曰：此证误在前医，救在后医，止守前此丸汤并进，再十日必效，予无别法也。病家埋怨已极，誓不再服，叩头求请另方。予不得已，以权辞告之曰：前方虽佳，但日服不改，病气与药气习以为常，所以不效，今且用茯苓四钱，蛤蜊粉三钱，灯草十四寸，煎水服之。三日后再服前此药方，必另有一番好处。病家喜而服之，是夜小便如涌，其肿亦退去十分之七，皮肤中时见汗意，再一服，大汗如雨，肿全消，而神气亦复，喜告于予。予令其遵马先生丸汤之法，渠弗听，从此即不服药，半月病愈体康，到寓而谢时，还痛说前医之过。甚矣哉！医道之弗明也！详附于此，以为尤注"气内返而机自行"句之铁案，亦以见医术挟时命而行。

正水病，久则相搏而概病，而其初则有五脏之分：心火脏，心水者，水凌于心，阳气被郁，则其身重而少气[1]，郁而不泄，致伤心气，则不得卧，烦而躁，阳虚不能下交于阴，阴气不化，则其人阴肿。肝木脏，肝水者，水气凌肝，必传于脾，脾部在腹，则其腹大，不能自转侧，肝气横，其痛在胁下，传则腹痛，厥阴之气，冲逆水邪，随之而上下，则时时津液微生，小便续通。肺金脏，为治节之官。肺水者，肺主气，虚则失其统御之权，故其身肿，治节不行，则水乱，故小便难，时时鸭溏。谓如鸭粪之清浊不觉也。脾土脏，主腹，而气行四肢。脾水者，水气凌脾，脾气不行，则其腹大，四肢苦重，津气生于谷，脾不能化谷，则津液不生，但苦少气，脾气不舒，则小便难。肾者，主水而藏精，其所赖以为锁阴之司也，其气上通于心，领心阳之气，下达水府。肾水者，肾气虚，不能上领心阳之气，而水凝矣。脐腹属少阴，少阴病，阳虚阴甚，则其腹大，脐肿腰痛，不得溺，阴下湿如牛鼻上汗，阳不得下，则其足逆冷，面者，诸阳之会也，肾虚不能上会，则其面反瘦。

此节分晰五脏之水，以补《内经》所未备，使人寻到病根，察其致病

---

[1] 身重：《千金方》作"身肿"。

之脏而治之，不惑于脾肺肾通套成方以试病，则善矣。

师曰：诸有水者，分其内外表里而治之，不若分其上下，尤为确切。腰以下肿，_{阴为主用}，当利小便；腰以上肿，_{阳为主用}，当发汗乃愈。

沈自南云：此以腰之上下分阴阳，即风、皮、正水之两大法门也。腰以下主阴，水亦属阴，以阴从阴，故正水势必从于下部先肿，即腰以下肿，然阳衰气郁，决渎无权，水逆横流，疏凿难缓，利小便则愈，《经》谓"洁净府"是也。腰以上主阳，而风寒袭于皮毛，阳气被郁，风、皮二水，势必起于上部先肿，即腰以上肿，当开其腠理，取汗通阳则愈，《经》谓"开鬼门"是也。窃谓利水发汗，乃言其常，而未及其变。当审实者施其常，虚者施其变。但治变之法，欲汗者当兼补阳，即麻黄附子汤之类；欲利小便者兼养其阴，即栝蒌瞿麦丸之类。然开腠通阳而利小便，必兼变法，乃为第一义耳。

按：时医治水病，只守二方。一曰五皮饮，桑白皮、橘皮、生姜皮、茯苓皮、大腹皮各二钱，取其以皮入皮，不伤中气之义。上肿加紫苏、防风、杏仁各三钱以汗之；下肿加木通、防己、泽泻、赤小豆各二钱以利之；且气分加白术、黄芪、肉桂之类；血分加当归、川芎、桃仁、五灵脂之类；寒加附子、肉桂、小茴香、巴戟天、干姜之类；热加黄柏、知母、生蛤蜊之类；诸虚合四君子汤；诸实合三子养亲汤，轻者颇效，而重病则否矣。而济生肾气丸，熟地黄四两，山萸肉、山药、泽泻、丹皮、肉桂、车前子、牛膝各一两，茯苓三两，熟附子五钱，蜜丸，每服三五钱，百沸汤送下，或作汤服，此方自薛立斋极赞其妙，而张景岳、李士材和之，至今奉为水肿气肿等证之神丹，而不知一派阴药中，杂以些少桂附，亦从阴化，久服必致阴霾四布，水势滔天，不可救援。谁制此方，大为《金匮》罪人。后医反以此方名为金匮肾气丸，荒经侮圣，大可浩叹！今因沈自南有栝蒌瞿麦丸养阴一说，余亦谓栝蒌瞿麦丸之用附子，与肾气丸之附子同义，恐后学错认章旨，而误用之，则余亦薛立斋、张景岳、李士材之流辈耳。孟夫子云："尔何曾比予于是。"当知昔贤当时不得已之言也。

师曰：上焦主气，诊之寸口，若寸口脉沉而迟，沉则为水，迟则为寒，寒水相搏，则为水肿，可知水肿之必关营卫也。中焦主水谷，诊之趺阳，若趺阳脉不起而伏，则为水谷不化，第不化有二；若脾气衰而不化，则为杂于粪，为鹜溏；胃气衰而不化，则水溢于外而身肿，下焦主血，诊之两尺，右尺为阳中之少阳，若少阳之脉沉弱而卑[1]，为相火之衰；左尺为阴中之少阴，若少阴之脉微损而细，为真水之虚。北方龟蛇，非一而亦非二，均在下焦而主血。男子病此，则水精不化，而小便不利；妇人病此，则血化为水，而经水不通。而其所以然者，则皆阳气不行，阴气乃结之故。经为血，而属于阴，阴血阻滞不利则渐成为水，名曰血分。男妇之病一体，惟妇则有经可征也。

此言正水之偏于下焦者为血分，而又合上中二焦而言，为寸口、趺阳、少阳，上中下三诊之全法也。《伤寒论》《金匮》多用此笔法。

男元犀按：此节及下一节，字字金针，宜熟玩之。

师曰：血分病在下焦，亦与上中二焦相关，属于虚者，上言之详矣。而属于虚中之实者，不可不知。寸口脉沉而数，数则为出，沉则为入；出则肺气壅于阳，为阳实；入则水气滞于阴，为阴结。趺阳脉微而弦，微则中土本伤，而无胃气，弦则胃受木克，而气不得息。少阴脉沉而滑，沉则为病在于里，滑则为里邪之实，沉滑相搏，血结胞门，其凝聚坚瘕不泻，经络不通，而肿病大作，名曰血分。

此承上节血分而言也。与第八节"沉则脉络虚，伏则小便难"等句互相发明，又合寸口、趺阳、少阴，而见气壅于阳，胃病于中，血结于阴，分之则三，合之则一也。

男元犀按：胞为血海，男女皆有之。此云胞门，在关元、气海之间，指膀胱之位而言也。先君口传蔡明府名本谦患水肿垂死复生验案，用泽兰之法，本于此。

尤在泾云：上条之结，为血气虚少，而行之不利也。此条之结，为阴阳壅郁，而欲行不能也。仲景并列于此，以见血分之病，有全虚者，有虚中之实者，不同如此。

血分为男妇兼有之病，而亦有专为妇人而言者，以妇人之病，以经为主也。或有问于师曰：病有血分，水分何也？师曰：经水前断，后病水，名曰血分，此病难治。

---

[1] 脉卑：脉沉弱的意思。

先病水，后经水断，名曰水分，此病易治。何以故？去水，其经自下。

尤在泾云：此复设问答，以明血分、水分之异，血分者，因血而病为水也。水分者，因水而病及血也。血病深而难通，故曰难治。水病浅而易行，故曰易治。

问曰：病者苦水，面目、身体、四肢皆肿，小便不利，医者脉之，病人竟不言苦水，反言胸中痛，气上冲咽，状如炙肉[1]，当微咳喘，审如师言，其脉何类？师曰：水气中原不得有此证，其先寸口脉沉而紧，沉为微水，紧为积寒，沉紧相搏，则微水积寒结在关元[2]，始时水与寒尚微，年盛邪不胜正而不觉，迨至阳衰之后，前此所结之邪，觉营卫中稍稍相干，阳日就损阴日加盛，而所结之寒微动，遂挟肾气上冲，咽喉塞噎，胁下急痛，此时若以温肾祛寒之药治之，法当渐愈，乃医以为留饮而大下之，未得病源，病气维系而不去[3]，其病根不除；复重吐之，诛伐无过，一则大下以伤其胃，一则吐伤上焦之阳，而下焦之阴火乘之，以致胃家虚烦，咽燥欲饮水，火乘于上，阳虚于下，以致决渎失职，小便不利，釜底乏薪，水谷不化，水气日盛，而面目手足皆见浮肿；又与葶苈丸下其水，虽非治其病根，而肿势证既盛，当时如小差，此后或因食饮过度，肿复如前，又加胸胁苦痛，象若奔豚，且其水气扬溢，时则咳而喘逆[4]。治者当先攻击，与桂苓五味甘草汤类，冲气令其即低而止，止后方乃治其咳，用苓甘五味姜辛汤等令其咳止，咳止，其喘不治而自差。所以然者，病根深固，不能骤除，当先治冲气咳喘之新病，而水气之病当在所后。虽然治病必溯其所由来，关元结寒，水病之所由来也。

徐忠可云：此言正水之成，有真元太虚，因误治成水，又误治而变生新病，当以治新病为急。按：第十二章痰饮咳喘病，有小青龙汤加减五方之法，一字一珠，宜参看。

兹试为各证补其言未及，而并出其方。风水，其脉必浮而其为本证之确据者，则在身重，又合之汗出恶风及前后论列诸证，或兼或不兼者，一见身重脉浮，汗出恶风，其

---

[1]炙肉：即火烤过的肉块。这里指咽喉不适如肉块梗塞一样。

[2]关元：这里泛指下焦，非指穴位。

[3]气系不去：赵刻本作"气击不去"。

[4]则咳喘逆：赵刻本作"则浮咳喘逆"。

为风水内挟湿气无疑矣，以防己黄芪汤主之。若胃中不和，兼见腹痛者加芍药以泄之。

按：此节即太阳病，脉浮汗出恶风者，中风症也。盖以太阳为寒水之经，病则水不行，水不行则必化湿，而生胀满矣，故名曰风水。其证身重脉浮者，内挟湿气无疑矣，故以防己黄芪汤治之。张隐庵云："防己生汉中，纹如车辐，主通气行水；芪术解肌散湿，助决渎之用；姜枣草和营卫补中央，交通上下之气，使气行而水亦行矣。腹痛者，胃不和也。加芍药以泄之。"《湿气篇》云："胃不和者，加芍药三分，可知耳。"徐注谓为补脾之虚，误矣。

防己黄芪汤见《湿病》。尤云：水与湿，非二也。

风水证，身重则为湿多，而此则恶风，一身悉肿，则为风多；脉浮不渴，病在表而不在里也；身原无汗，而续偶见其自汗出，身无大热，其微热不去，为表里也。以越婢汤主之。

徐忠可云：上节身重则湿多，此节一身悉肿则风多，风多气多热亦多，且属急风，故欲以猛剂铲之。恶寒为卫虚，加附子。《古今录验》加术，并驱湿矣。

越婢汤方

麻黄六两　石膏半斤　生姜三两　甘草二两　大枣十二枚

上五味，以水六升先煮麻黄，去上沫，内诸药煮取三升，分温三服。恶风加附子一枚，风水加术四两。

及水为病，四肢肿，水气在皮肤中，前论已详，不必再赘，惟四肢聂聂动者[1]，更为皮水之的证，以防己茯苓汤主之。

此为皮水证出其方治也。

防己茯苓汤方

防己　黄芪　桂枝各三两　茯苓六两　甘草二两

上五味，以水六升，煮取二升，分温三服。

一身面目黄肿，谓之里水，乃风水深入肌肉，非藏府之表里也，膝实无汗，胃热内向，欲迅除其热，越婢加术汤主之。欲迅发其汗，甘草麻黄汤亦主之。

────────────

〔1〕聂（niè 孽）聂动：形容跳动轻微之状。

此为里水证出其方治也。

越婢加术汤见上

甘草麻黄汤方

甘草二两　麻黄四两

上二味，以水五升先煮麻黄，去上沫，内甘草煮取三升，温服一升。重复汗出，不汗再服，慎风寒。

水之为病，其脉沉小，属少阴，即为石水；彼夫浮者为风，即是风水，其内无水，而为虚胀者，其病不为水而为气，气病不可发汗，水病发其汗即已。然而发汗之法，各有不同，若脉沉者，水在少阴，当温其经，宜麻黄附子汤；脉浮者，水在皮毛，当通其肺，宜杏子汤。

此为石水证出其方也。而并言及风水与气肿，从反面掉出正旨，时又有借宾定主之法，汉文已开之。

麻黄附子汤

麻黄三两　附子一枚　甘草二两

上三味，以水七升，先煮麻黄，去上沫，内诸药煮取二升半，温服八合，日三服。

杏子汤方阙，恐是麻黄杏仁甘草石膏汤。

逆而不顺谓之厥，而皮水浸淫日久，腐溃而出水者，厥而不顺之证也，宜用外敷之法，以蒲灰散主之。

此言皮水溃烂谓之厥，出其外治之方也。诸家俱作水伤阳气而厥冷解，误矣。此照钱太医定之。

蒲灰散方见《消渴》

问曰：汗出黄色，而身不黄，与发黄之证异，别其名曰黄汗。黄汗之为病，身体肿，发热汗出而渴，状如风水，汗沾衣，色正黄，如柏汁，脉自沉。前此详其病状，而其病源，何从得之？请再申言，而出其方治。师曰：以汗出入水中浴，水从汗孔入得之，盖汗出则腠疏，客水之气从毛孔而伤其心，故水火相蒸而色黄，水气搏结而脉迟，然此证亦有从酒后汗出当风所致者，虽无外水，而所出之汗，因风内返，亦是水也。凡脾胃受湿，湿久生热，湿热交蒸而成黄者，皆可以汗出入水之气推之也。宜芪芍桂酒汤主之。

此为黄汗证出其方治也。

尤在泾云：黄汗之病，与风水相似，但风水脉浮而黄汗脉沉，风水恶风而黄汗不恶风为异。其汗沾衣色正黄如柏汁，则黄汗之所独也。风水为风气外合水气，黄汗为水气内遏热气，热被水遏，水与热得，交蒸互郁，汗液则黄，黄芪、桂枝、芍药行阳益阴，得苦酒则气益和而行愈周，盖欲使营卫通行，而邪气毕达身。云苦酒阻者，欲行而未得遽行，久积药力，乃自行矣。故曰：服至六七日乃解。又云：前第二条云，小便通利，上焦有寒，其口多涎，此为黄汗。第四条云：身肿而冷，状如周痹，此云黄汗之病，身体肿，发热，汗出而渴。后又云：剧者不能食，身疼重，小便不利。何前后之不侔也。岂新久微甚之辨欤？夫病邪初受，其未郁为热者，则身冷小便利，口多涎，其郁久而热甚者，则身热而渴，小便不利，亦自然之道也。

黄芪芍药桂枝苦酒汤方

黄芪五两　芍药　桂枝各三两

上三味，以苦酒一升水七升相合，煮取三升，温服一升，当心烦，服至六七日乃解。若心烦不止者，以苦酒阻故也。

黄汗之病，阳被郁而不下通，则两胫自冷；身热而胫冷，为黄汗之的证。假令一身中尽发热，此属历节。不为黄汗也。然黄汗郁证也，汗出则有外达之机，若食已汗出，乃荣中之热，因气之动而外浮。又身常于入暮盗汗出者，乃荣中之热，乘阳之间而潜出。此皆责之荣气之热也[1]。若汗出已，反发热，是热与汗俱出于外也。久久其身必甲错；发热不止者，必生恶疮。所谓自内之外，而盛于外是也。若身重，汗出已，辄轻者，是湿与汗俱出也，然湿虽出，而阳亦伤。久久必身瞤，瞤即胸中痛，又若从腰以上汗出[2]，腰以下无汗，是阳上通而下不通也，故腰髋弛痛，如有物在皮中之状，不能便捷，更有病剧而未经得汗者，则窒于胸而不能食，壅于肉里而身疼重，郁于心而烦躁，闭于下而小便不利，此其进退微甚之机，不同如此，而要皆水气伤

---

〔1〕荣气：赵刻本作"劳气"。
〔2〕腰以上汗出：赵刻本作"腰以上必汗出"。

心之所致，可以指之曰：此为黄汗，以桂枝加黄芪汤主之。

此言黄汗变证不一，总缘发黄本为郁病，得汗不能透彻，则郁热不得外达，所以又出一桂枝加黄芪之方法也。

桂枝加黄芪汤方

桂枝　芍药各三两　甘草　黄芪各二两　生姜三两　大枣十二枚

上六味，以水一升煮取三升，温服一升。须臾，啜热稀粥一升余，以助药力。温覆取微汗，若不汗，更服。

师曰：心营肺卫，脉应寸口，今寸口脉迟而涩，迟者，其病在营，无以速卫气之行，则为寒；涩者，其病在卫，无以致营血之濡，为血不足。再诊之胃脉之趺阳，今趺阳脉微而迟，微则知其病为不足于气，迟则知其不足于气，即为寒。后寸口趺阳而诊之，则知其寒而气血不足，即手足逆冷；盖以阳气起于四肢，以贯一身，而调营卫故也。手足逆冷，则营卫不利；营卫不利，则腹满胁鸣，腔中纯是客寒相逐，气转膀胱，营卫俱困乏而疲劳。盖以营卫受气于阳明，而太阳又为营卫之统司也。《经》云："巨阳主气，为诸阳所属。"要知膀胱内主津液之灌注，则为阳中之阴，外主阳热之布护，则为阳中之阳，阳热之气不通即身冷，阴液之气不通即骨疼；此阴阳之各自为病也。阳前而阴不与俱通，则阴失阳而恶寒；阴前而阳不与俱通，则阳独治而痹不仁。此阴阳之互相为病也，总由阴阳相失，遂闭寒而成痹。治之者，当使阴阳相得，其气乃行，大气一转，其气乃散。若证之实者，得药则矢气，邪从大便喧吹而出；证之虚者，得药则遗溺，邪从小便涌溢而行。病之所以成，病之所以散，皆一气主之，故名曰气分。

此非黄病，因黄病之脉沉上下，营卫不通等证，触类引伸，而及于气分之专证。其实水与气，虽分有形无形，而其源则作二也。肿与胀虽分在外在内，而其病则相因也。然每见病胀者，以治水之法施之，往往不效，至腹胀而四肢不肿，名曰单鼓胀，或因水病而攻破太过者有之；或因宿有癥瘕积块痞块重加外感内伤而发者有之；有日积月累，初时不觉，及觉而始治之，则已脱矣。若至腹大如箕，腹大如瓮，虽卢扁亦莫之何[1]！《内经》明胀病之旨，而无其治。仲景微示其端，而未立其法。后人用大攻、大下、大补、

---

[1] 卢扁：战国时期的名医卢氏和扁鹊，两者常并称卢扁，作为名医的代名词。

大温等剂，愈速其危，而不知仲景于此节虽未明言胀病单鼓，而所以致此之由，所以治此之法，无不包括其中。下节两出其方，一主一宾，略露出鼓胀之机倪，令人寻绎其旨于言外。

按：沈自南以大气二字，指膻中之宗气而言，颇为得解。喻嘉言《寓意草》谓人身胸中空旷如太空，地气上则为云，必天气降而为雨，地气始收藏不动，诚会上焦如雾、中焦如沤、下焦如渎之意，则云行雨施，而后沟渎皆盈，水道通决，乾坤有一番新景象矣。此义首重在膀胱一经。《经》云："膀胱者，州都之官，津液存焉，气化则能出矣。"如人之饮酒无算而不醉者，皆从膀胱之气化而出也。膻中位于膈内，膀胱位于腹内，膀胱之气化，则空洞善容，而膻中之气得以下运，若膀胱不化，则腹先胀，而膻中之气安能下达耶？然欲膀胱之气化，其权尤在于葆肾，肾以膀胱为府者也。肾气动，必先注于膀胱，屡动不已，膀胱满胀，势必奔逆于胸膈，其窒塞之状，不可明言；肾气不动，则收藏愈固，膀胱得以清静无为，而膻中之气注之不盈矣。膻中之气下注，则胸中旷若太空矣。

徐忠可云：仲景于论正水后，结出一血分，于论黄汗后，结出一气分，何也？盖正水由肾受邪，发于下焦，下焦血为主用，故论正水而因及于经血不通。黄汗由心受邪，发于上焦，上焦气为主用，故因黄汗而推及于大气不转，惟上下之气血阴阳不同，此仲景治黄汗以桂枝为君，主取其化气；而治正水以麻黄为君，主取其入营也；石水以附子为主，取其破阳也。审其立言之次第，则立方之意，不晓然耶！

病在气分，大气下转，其心下坚，大如盘，边如旋盘，其势亦已甚矣。然不直攻其气，而止用辛甘温药行阳而化气，以桂甘姜枣麻辛附子汤主之。

此承上节气分之结病而出其方治也。

桂甘姜枣麻辛附子汤方

桂枝　生姜各三两　细辛　甘草　麻黄各二两　附子一枚，炮　大枣十二枚

上七味，以水七升先煮麻黄，去上沫，纳诸药煮取二升，分温三服。当汗出如虫行皮中，即愈。既结之阳，复散行于周身，乃有是象。

若夫病源不同，而病形相类者，不可不辨而药之。心下坚，大如盘，边如旋盘，当于所言之病因病证细辨，而知其系水饮所作，乃气分之大分别也。水有形，药宜苦泄，以枳术汤主之。

此言水饮以别乎气分，亦借宾以定主也。

枳术汤方

枳实七枚　白术二两

上二味，以水五升煮取三升，分温三服。腹中软，即当散也。

附　方

《外台》防己黄芪汤方见《风湿》　治风水脉浮，为在表，其人或头汗出，表无他病，病者当下重，从腰以上为和，腰以下当肿及阴，难以屈伸。

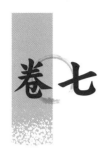

黄疸病脉证并治第十五

寸口脉浮而缓，浮则为风，缓则为痹[1]，痹者，风与湿合而不去，非若疼痛之中风，所以然者，风得湿而变热，湿应脾而内行，是以四肢不疼痛而苦烦，脾病者，色必黄，脾以其所瘀之热以外行，则肢体面目尽黄矣。

此以寸口脉而言黄疸初时之病因也。

趺阳脉紧而数，数则为热，胃热则消谷；紧则为寒，脾寒遇食即为满。满者必生湿，是胃热而脾湿，为黄疸之病源也。尺脉浮，为风伤于肾，趺阳脉紧为寒伤于脾。是肾得风生热，脾得寒生湿，为黄疸之病源也。凡风热与寒湿相搏，其气必归脾胃，脾胃者，仓廪之官也。食谷即助其热而为弦，谷气瘀而不消，则胃中苦浊，浊气自当下流，若小便通，则浊随溺而去，今小便不通，则浊虽下流，而不外出，于是阴脏被其寒，而客热流入膀胱，膀胱为太阳，统主一身之肌表，故身体尽黄，名曰谷疸。以病虽始于风寒，而实成于谷气也。

此言趺阳脉以明胃热脾寒郁而成疸。又言肾脉浮，趺阳脉紧，为肾热脾寒，亦能郁而成疸。又归于膀胱之不化气，以膀胱主一身之肌表，不化气，则湿热无去路，而亦成疸。其病虽有各经之不同，而总以脾胃为主，故以谷疸结之。

额上心之部也，肾邪重而水色见于火部，故黑，肾热上行，而通于心，则微汗出，

---

[1] 痹：此处有"闭"之意。

手心名劳宫，属心；足心名涌泉，属肾。肾虚不能配火，水火未济，则手足中热，酉主肾，肾虚则其热薄暮即发[1]，膀胱为肾外府，肾病则外府必急[2]，肾虚不能摄水，则小便自利，此得之房劳过度，热从肾出，故名曰女劳疸，至腹满如水状，脾肾两败，不治。

　　此为女劳疸而另言其证也。

　　脾虽黄色，有因于酒者，酒多湿而性阳，故伤在上焦，心为酒所困，则心中懊侬而热，热内蓄，则不能食，热上冲，则时时欲吐，酒气熏心，而味归脾胃而作黄，名曰酒疸。

　　此言酒疸之证也。

　　疸病属实者多，而属虚亦复不少，阳明病实者脉必数，今竟脉迟，其胃弱可知，胃弱则化谷不速，食难用饱，饱则不运，火聚而发烦，胃中填塞，上下俱阻，清者阻于上升，则头眩，浊者阻于下降，则小便必难，此因谷气郁而生热，而非胃有实热，察其病势，欲作谷疸。虽下之，腹满如故，所以然者，以脉迟为虚故也。

　　此言胃虚欲作谷疸之证也。

　　上言心中懊侬等证，酒疸之证，犹未备也，今且历陈之。夫病酒黄疸，固属上焦之病，而实不止于上焦也，水出高原，上焦湿热既盛，其下必小便不利，然其有确切不可易之，候曰心中热，从心热来，其小便不利，自不等于谷疸之小便不通，其足下热，又不等于女劳疸之手足中热。是其为酒疸之的证也。

　　酒黄疸者，以心中热为正候，亦或有热去于心，而无热，无热则心靖，心靖则其言了了[3]，然亦有心中无热，邪竟注于阳明，为腹满为欲吐，又验之鼻燥。则知其为阳明证无疑，夫腹满宜下，欲吐宜越，因势而利导之法也。今既腹满，而且欲吐，则可下而亦可吐，须审其脉浮者，为邪近上，而先吐之，沉弦者，为邪近下，而先下之。亦在乎临证而消息也。

　　上言无热，吐下尚未可定也。若酒疸，心中热，而且有欲吐之意者，乘机吐之则愈。

――――――――――

〔1〕薄暮：意指傍晚。

〔2〕膀胱急：指小腹胀满。

〔3〕靖言了了：语言不乱，神情安静。

上言可下，为无热而腹满者言也。若酒疸而心中热，病在上而误下之，则伤其下，其阳明之邪乘下之虚，从支别入少阴，积渐而肾伤，故久久为黑疸[1]，乙癸同源[2]，肝病而目青，肾病而面黑，虽然曰黑疸，而其原则仍是酒家，故心中热气熏炼，如啖蒜齑状[3]，此于变证中，露出酒疸真面目也。肾虚，则阴火熬血，而为瘀血，瘀于里，则大便正黑，血不荣于表，则皮肤爪之不仁[4]，此绝类女劳疸，何以知其为酒疸也？然酒脉必浮，此虽因下而弱，要辨其脉浮中带弱，其色虽黑，黑中仍带微黄，故知之。

此四节，言酒疸之相因为病，以补二条懊侬等证所未备也。

师曰：病黄疸，湿热也，湿淫于内，则烦喘胸满，热淫于内，则发热口燥，今发热烦渴[5]，胸满口燥者，以病发时，不用汗解之正法，而以火劫迫其汗[6]，以热攻热，两热相搏所得[7]。然使热不与湿合，必不作黄，凡黄家所得，从湿得之。原不可以一下尽其法也，须审其一身尽发热而黄，而肚热[8]，视一身之热为尤甚，是因火劫，而令火热尽在于里，法当下之。

此概言黄疸有因误火而得之证，又辨其湿热相合者，为疸病之常，独热在里者，为疸病之变，使人分别论治也。

疸病将成未成，必先见有一二证，而可卜之，凡病在里，则脉沉，里热则渴欲饮水，饮水多而小便不利者，水无去路，则郁于里而为湿，湿与热合，交相蒸郁，皆可卜其发黄。

脾之部位在腹，脾之脉络连舌本散舌下。若腹满，舌痿黄[9]，是脾有湿而不行矣。

---

〔1〕黑疸：属酒疸误下后的变证。目青面黑，大便亦黑。这是一种症状，不属黄疸之类。

〔2〕乙癸同源：乙属木，属肝；癸属水，属肾。意指"肝肾同源"。

〔3〕啖蒜齑（jī 鸡）状：指胃中有灼热不适之感。齑，指捣碎的姜、蒜等。

〔4〕爪之不仁：肌肤麻痹，搔之无痛痒感觉。

〔5〕烦渴：赵刻本作"烦喘"。

〔6〕火劫其汗：指应用艾灸、温针等法强迫出汗。

〔7〕两热所得：谓火与热相互搏结。

〔8〕肚热：指腹中灼热。

〔9〕舌痿黄：痿黄，即萎黄，谓身黄而不润泽。"舌痿"疑作"身痿"（据《金匮要略选读》）。

又胃不和，则卧不安，若躁不得睡，是胃有热而不和矣，湿热相合，为属黄家。

此二节，言黄之将成，其意欲人图之于早，不俟其既成而药之，意含言外。

黄者，土之色也。土无定位，寄王于四季之末各十八日，故黄疸之病，当以十八日为期，盖谓十八日脾气王，而虚者当复，即实者亦当通也。治之者，当使其十日以上即瘥，不逾乎十八日之外[1]，乃妙也。若逾十八日不瘥，而反剧为土气不能应期而王，难治。

此言黄疸之愈有定期，欲医者期前而速治也。

按：沈自南云，此取阳病阴和、阴病阳和为大纲也。十八乃三六，阴数之期也；十日二五，阳土之数也。黄疸乃湿热郁蒸，阳邪亢极，脾阴大衰，故治之须候一六、二六、三六，阴气来复制火之期，而为定期，若至十日以上，土阴气复则当瘥。而反剧者，乃脾阳亢极，阴气化灭，故为难治。此虽非正解，亦互相发明。

疸病是郁热外蒸之象。疸而渴者，内热更甚，内外交病，其疸难治；疸而不渴者，热从外宣，内之正气自运，其疸可治。发于阴部[2]，里为阴，里气之逆，其人必呕；发于阳部[3]，表为阳，表邪之盛，其人振寒而发热也。

此以渴不渴别疸之难治可治，以呕与寒热辨黄之在表在里也。

今试为黄疸病出其方。谷疸之病，其初多病寒热，其寒热作时，则不食，寒热止时，即或时食，食即热上冲而头眩，内滞塞而心胸不安，湿瘀热郁不解，久久身面发黄，为谷疸，以茵陈蒿汤主之。

此为谷疸证而出其方也。

徐忠可云：前第一段论谷疸，不言寒热，而有小便不通。第二段论谷疸，不言心胸不安，而有小便必难。此独不言及小便，盖谷疸证亦有微甚不同，前所云小便不通，此势之甚急者也。所云阳明病脉迟者，小便必难，乃既见阳明证，而因脉迟挟虚，以致不运，此表病中之间有者也。若此云寒热，则非二三日之病矣。不食，食即头眩，则虽眩而食未尝断，可知矣。故曰久久

〔1〕逾（yú 鱼）：超过。
〔2〕阴部：指里。
〔3〕阳部：指表。

发黄，见迟之又久，乃相因而为病，其势渐而缓，则小便亦未至不通耳。然观方下注云"一宿腹减"，此亦必小便不快，而腹微胀可知，但不必专责之耳。谷疸三证，止出一方，盖阳明一至发黄，则久暂皆宜开郁解热，故此方实为主方。若阴黄，则后人以附子合茵陈，乃此方之变也。按：心胸不安，与酒疸之心中懊恼亦不同，彼因心中热，至有无可奈何之象，此言不安，反微烦也，即阳明脉迟证所谓发烦头眩耳。

茵陈蒿汤方

茵陈蒿六两　栀子十四枚　大黄二两

上三味，以水一斗先煮茵陈，减六升，纳二味煮取三升，去滓，分温三服。小便当利，尿如皂角汁状，色正赤，一宿腹减，黄从小便去也。

凡发热而不恶寒，为阳明病。若黄家，当申酉之时，名曰日晡所应其时发热，而反恶寒，此非阳明热证，为女劳得之；以女劳之病在肾，肾之府为膀胱，申时气血注于膀胱，酉时气血注于肾也。肾为热迫，则膀胱必急，膀胱既急，则少腹亦满，其一身虽尽黄，而额上独黑，一身虽尽热，而足下尤热，因此病势浸淫，肾邪遍于周身，不独额上，而身上俱作黑疸，然其中犹有可疑者，腹胀便溏，证同脾湿，然究其腹胀非水，而如水状，大便必变黑，而时溏，此女劳之病，肾热而气内结，非脾湿而水不行之为病也。但证兼腹满者，为阳气并伤，较为难治，以硝石矾石散主之。

此为女劳疸出其方治也。立论独详，所以补前之未备也。

硝石矾石散方

硝石熬黄　矾石烧，等分

上二味为散，大麦粥汁和服方寸匕，日三服。病随大小便去，小便正黄，大便正黑，是其候也。

酒疸，前论已详，似可毋庸再赘矣。而心中懊恼，为此证第一的据。或热痛，为此证中之更甚者，以栀子大黄汤主之。

此为酒疸而出其方治也。

栀子大黄汤方

栀子十四枚　大黄二两　枳实五枚　豉一升

上四味，以水六升，煮取二升，分温三服。

诸凡病黄家，概属湿热交郁而成。小便为气化之主，但利其小便；下窍气通，则诸气自不能久郁。假令脉浮，则气病全滞于表分，徒利其小便，无益也。当以汗解之，宜桂枝加黄芪汤主之。

此以下皆治正黄疸方也。

徐忠可云：黄疸家，不独谷疸、酒疸、女劳疸有分别，即正黄疸，病邪乘虚，所著不同。予治一黄疸，百药不效而垂毙者，见其偏于上，令服鲜射干一味，斤许而愈。又见有偏于阴者，令服鲜益母草一味，数斤而愈。其凡有黄疸初起，非系谷疸、酒疸、女劳疸者，辄令将车前根、叶、子合捣，取自然汁，酒服数碗而愈。甚有卧床不起者，令将车前一味，自然汁数盂，置床头，随意饮之而愈。然则汗下之说，亦设言以启悟，其可无变通耶？

桂枝加黄芪汤方见《水气》

诸黄，缘湿热经久，变为坚燥，譬如罨面，湿合热郁而成黄，热久则湿去而干也。以猪膏发煎主之。

此言黄疸中另有一种燥证，饮食不消，胃胀有燥屎者，而出其方治也。徐氏谓为谷气实所致，并述治友人骆天游黄疸，腹大如鼓，百药不效，服猪膏发灰各四两，一剂而愈。

按：此条师止言诸黄二字，而未详其证，余参各家之说而注之，实未惬意。沈自南注，浮浅又极附会，余素不喜，惟此条确有悟机，姑录而互参之。其云，此黄疸血分通治之方也。寒湿入于血分，久而生热，郁蒸气血不利，证显津枯血燥，皮肤黄而暗晦，即为阴黄，当以猪脂润燥，发灰入血和阴，俾脾胃之阴得其和，则气血不滞，而湿热自小便去矣。盖疸皆因湿热郁蒸，相延日久，阴血必耗，不论气血二分，皆宜兼滋其阴，故云诸黄主之。

猪膏发煎方

猪膏半斤　乱发如鸡子大三枚

上二味，和膏中煎之，发消药减，分再服。病从小便出。

黄疸病，审其当用表里两解法者，以茵陈五苓散主之。若夫脉沉腹满在里，则为大黄硝石汤证。脉浮无汗在表，则为桂枝加黄芪汤证矣。当知此方非治黄通用之方。

此为黄疸而出表里两解之方也。徐云：治黄疸不责补，存此以备虚证耳。

茵陈五苓散方

茵陈十分，末　五苓散五分

上二味和，先食饮服方寸匕，日三服。

黄疸，腹满，小便不利而赤，里实也。黄疸最难得汗，若自汗出，表和也。此为表和里实，实者，当下之，宜大黄硝石汤。

此为黄疸而出其里实之方也，视栀子、大黄及茵陈蒿汤较峻。

大黄硝石汤方

大黄　黄柏　硝石各四两　栀子十五枚

上四味，以水六升煮取二升，去滓，纳硝更煮取一升，顿服。

黄疸病，实热者，小便当赤短，若小便色不变，而且欲自利，其无内热，确凿有据，可知其腹满而喘，非里实气盛，乃为虚满虚喘也。虽有疸热，亦不可以寒下之药除其热，热除则胃必寒而作哕。哕者，宜先调其胃，降其逆，然后消息治之。以小半夏汤主之。

此为黄疸之虚证误治增病，而出其救治之方，非谓小半夏汤即能治黄疸也。后人以理中汤加茵陈蒿，颇有意义。

小半夏汤方 见《痰饮》

诸黄腹痛而呕者，少阳之木邪克土也。宜柴胡汤。

此言黄疸有土受木克土之证，以柴胡汤治其呕痛，亦非谓柴胡汤治诸黄也。止言柴胡汤，未分大小，意者随见证而临时择用也。

柴胡汤方 见《呕吐》

男子黄，小便自利，知非湿热交郁之黄，而为土虚其色外现之黄，当与虚劳小建中汤[1]。

此为虚黄证而出其方也。黄证不外于郁，虚得补则气畅而郁开，郁开

---

〔1〕虚劳小建中汤：即治虚劳的小建中汤。

则黄去矣。单言男子者，谓在妇人则血分有热，正未可知，又当另有消息也。

尤在泾云：黄疸之病，湿热所郁也，故在表者汗而发之，在里者攻而去之，此大法也。乃亦有不湿而燥者，则变清利为润导，如猪膏发煎之治也。不热而寒，不实而虚者，则变攻为补，变寒为温，如小建中之法也。其有兼证错出者，则先治兼证，而后治本证，如小半夏及小柴胡之治也。仲景论黄疸一证，而于正变虚实之法，详尽如此，其心可谓尽矣。

小建中汤方见《虚劳》

附　方

瓜蒂散　治诸黄方见《暍病》

按：《删繁方》云，服讫吐出黄汁，亦治脉浮欲吐者之法也。

《千金》麻黄醇酒汤　治黄疸

麻黄三两

上一味，以美酒五升煮取二升半，顿服尽。冬月用酒，春月用水煮之。

惊悸吐衄下血胸满瘀血病脉证第十六

寸口脉动而弱，为惊悸之主脉也。惊自外至，气乱则脉动，动即为惊，悸自内惕，气怯则脉弱，弱则为悸。外有所触，内不自主，则脉动而弱，有惊与悸而并见者，有惊与悸而各见者。

此言惊属外一边，悸属内一边。惊悸并见，为内已虚而外复干之也。

师曰：衄为清道之血，从督脉由风府贯顶下鼻中。其所以上越而妄出者，由肝肾之郁热迫之也。若其人尺脉浮，则知肾有游火矣。目睛晕黄[1]，则知肝有蓄热矣，肝肾之火上冲，则衄未止。若晕黄去，目睛慧了[2]，肝肾之热俱除，故知衄今止。

此言血随火而升也。

又曰：衄既为阳经清道出血，总非阴经所主，彼手足少阳之脉，不能入鼻颊，所以不主衄也。主之者，惟手足太阳、手足阳明四经，太阳行身之表，为开，春生夏长，阳气在表，有开之义也。故从春至夏衄者，属太阳；阳明行身之里，为阖，秋收冬藏，阳气在里，有阖之义，故从秋至冬衄者，属阳明。

此以四时合四经，而提衄血之大纲也。四时宜活看。

尤在泾云：血以阴经并冲任而出者，则为吐；从阳经并督脉而出者，则为衄。故衄病皆在阳经，但春夏阳气浮，则属太阳，秋冬阳气伏，则属阳明，为异耳。所以然者，就阴阳言，则阳主外，阴主内；就三阳言，则太阳为开，阳明为阖；少阳之脉，不入鼻颊，故不主衄也。

或问衄皆在阳是已，然所谓尺脉浮，目睛晕黄者，非阴中事乎？曰：前所谓尺脉浮，目睛晕黄者，言火自阴中出，非言衄自阴中来也。此所谓太阳阳明者，言衄所从出之路也。谁谓病之在阳者，不即为阴之所迫而然耶？

衄家为阴血已亡，不可再汗，以重竭其阴，若汗出必额上陷，中之脉为热所烁

---

〔1〕目睛晕黄：一指望诊可见病人目色晕黄；一指病人自觉视物昏黄不清。

〔2〕目睛慧了：眼睛清明。

而紧急，目得血而能视，血亡则目直视不能眴^{〔1〕}，阳归于阴则卧，阳亢则不得眠。

此言衄家当以发汗为戒也。知所戒，则知所治矣。况泻心汤、黄土汤皆衄证之方乎！

高士宗云：欲辨衄之重轻，须察衄之冷热，衄出觉热者，乃阳明络脉之血，轻也，治宜凉血滋阴；衄出觉冷者，乃阳明经脉之血，重也，治宜温经助阳。要言不烦，特附录于此。

男元犀按：泻心汤，即凉血之剂；黄土汤，即温经之剂。但后人多用滋阴，究不若养阴引阳之为得矣。

病人面无色^{〔2〕}，便知其气血衰而不华于面也。身无寒热，便知其外无病，而内自亏也。然《经》云："察色按脉，当别阴阳。"今按其脉，沉为肾，弦为肝，其脉沉弦并见者，是龙雷之火迅发，血随上溢而为衄。若察其面无色，按其脉浮弱，浮为阴虚，弱为阳虚，浮弱之极，手按之即绝者，阳不下交于阴，则阴失阳而脱陷，所以下血；若察其面无色，按其脉浮弱，而竟见烦咳者，曷故？盖犹日月出矣，爝火无光^{〔3〕}，此为胸中之阳不宣，而阴火乘之，乘于心则烦，乘于肺则咳，咳则气逆于上，而血随之，可以必其吐血。

合参此条"面无色"三字是主，盖人身中阴阳相维，而阴实统于阳。血者阴也，故阳能统阴，则血无妄出。今面无色，知其阳和不足，阳和不足则阴火乘之，假令脉平，则如平人无事，尚可支持而度日也。今观其面，既已无色，察其证，又无表邪之寒热，而诊其脉，何以忽见此沉弦之象？当知沉为肾，弦为肝，沉弦并见，为肝肾之气不靖，龙雷之火肆逆于上，迫血奔于清道，则为衄矣。若面无色，其脉不为沉而为浮，不为弦而为弱。浮为阴虚，弱为阳弱，极其虚弱之象，以手按即绝，此为阴阳两虚。而阳为阴主，若虚在下焦之阴，无元阳以维之，而血下漏矣。面无色，脉浮弱，按之绝者，忽见烦咳证，烦属心，咳属肺，心肺病，而胸中之阳，不能以御阴火，血随虚火涌于浊道，则从口出矣。以上三条，皆起于真阳不足，血无所统，故治血

〔1〕不能眴：眼睛不能转动。
〔2〕面无色：《脉经》《诸病源候论》《千金方》《外台秘要》等作"面无血色"，诸注家皆以为是。
〔3〕爝火：即火把，小火。

之良法，大概苦寒不如甘温，补肾必兼补脾，所以黄土汤原治先便后血之证。其方下小注云："亦主吐衄，此即金针之度也。"余每用此方，以干姜易附子，以赤石脂一斤代黄土，取效更捷，甚者加干侧柏四两，鲜竹茹六斤。

夫人卒然吐血，血后不咳，其证顺而易愈，若咳逆上气，则阴虚而阳无附丽矣。若其脉数而身有热，夜间不得卧者，是既耗之阴，而从独胜之阳，有不尽不已之势，主死。

此言血后真阴亏而难复也。若用滋润之剂，恐阴云四合，龙雷之火愈升；若用辛温之方，又恐孤阳独胜，而燎原之势莫当，师所以定其死而不出方也。余于死证中觅一生路，用二加龙骨汤加阿胶，愈者甚众。

吐血，有不尽由于气虚不摄者，亦有不尽由于阴虚火盛者。夫不有酒客热积于胃，而上熏于肺者乎？熏于肺，则肺为热伤，未有不咳者，咳则击动络脉，必致吐血，此与上言吐血分途，以其因极饮过度所致也。

此言酒客吐血，专主湿热而言。凡湿热盛者，皆可作酒客观也。师未出方，余用泻心汤及猪苓汤，或五苓散去桂加知母、石膏、竹茹，多效。

寸口脉轻按弦而重按大，弦则为阳气微而递减，大则为外盛而中芤，减则阳不自振为诸寒，芤则阴不守中，为中虚，虚寒相击，此名为革，革脉不易明，以弦减芤虚二脉形容之，则不易明者，明矣。见此脉者，妇人则不能安胎而半产，不能调经而漏下，男子则亡血。

此因上二节一言阴虚，一言阳盛，恐人误走滋阴泻火一路，故于此节急提出虚寒失血之证，以见阳虚阴必走也。可见古人立言精益。

上言衄家不可汗，虑其亡阴，然而不止亡其阴也。凡亡血者，既亡其阴，不可发其表，更伤其阳，若服表药，令其汗出，阳不外固，即寒栗阴不内守，而动振[1]。

此遥承上节衄后复汗为竭其阴，此则并亡其阳也。

试言瘀血之证。病人血瘀，则气为之不利而胸满，血瘀不荣于唇则唇痿[2]，血瘀而色应于舌，则舌青，血瘀而气不化液，则口燥，但欲漱水，而不欲咽，上虽燥而中

---

[1]寒栗而振：怕冷而发抖。

[2]痿：同"萎"。

无热也，病非外感，则身无寒热，脉微大来迟，以血积经隧，则脉涩不利也。腹本不满，而其人竟自言我满，外无形而内有滞，知其血积在阴，而非气壅在阳也，此为有瘀血。

病者如有热状，烦满，口干燥而渴，既现如此之热状，应见数大之热脉，乃其脉反无热，此非阳之外扰，为阴之内伏[1]，阴者何？是即瘀血也，瘀属有形，当下之。

此二节，辨瘀血之见证也。

徐忠可云：仲景论妇人有瘀血，以其证唇口干燥，故知之；则此所谓唇痿口燥，即口干燥，足证瘀血无疑矣。然前一证言漱水不欲咽，后一证又言渴，可知瘀血证不甚，则但漱水，其则亦有渴者，盖瘀久而热郁也。

试为惊者出其方。火邪者，所包者广，不止以火迫劫亡阳惊狂一证，然举其方治，可以启其悟机，但认得火邪为主，即以桂枝去芍药加蜀漆牡蛎龙骨救逆汤主之。

此为惊证出其方也。以火邪二字为主，而其方不过举以示其概也。

徐忠可云：惊悸似属神明边病，然仲景以此冠于吐衄下血及瘀血之上，可知此方重在治其瘀结，以复其阳，而无取乎镇坠，故治惊全以宣阳散结宁心去逆为主。至于悸，则又专责之痰，而以半夏麻黄发其阳，化其痰为主，谓结邪不去，则惊无由安，而正阳不发，则悸邪不去也。

桂枝去芍药加蜀漆牡蛎龙骨救逆汤方

桂枝三两，去皮　甘草二两，炙　龙骨四两　牡蛎五两　生姜三两　大枣十二枚　蜀漆三两，洗去腥

上为末，以水一斗二升，先煮蜀漆二升，纳诸药煮取三升，去滓，温服一升。

为悸者出其方。心下悸者，半夏麻黄丸主之。

此为悸证出其方也。但悸证有心包血虚火旺者，有肾水虚而不交于心者，有肾邪凌心者，有心脏自虚者，有痰饮所致者，此则别无虚证，惟饮气之为病欤。

───────────

[1]阴伏：血为阴，所谓阴伏，指热伏于血分。

半夏麻黄丸方

半夏　麻黄各等分

上二味末之，炼蜜和丸小豆大，饮服三丸，日三服。

为吐血不止者出其方。凡吐血者，热伤阳络，当清其热，劳伤阳络，当理其损。今吐血服诸寒凉止血之药而不止者，是热伏阴分，必用温散之品宣发其热，则阴分之血，不为热所迫而自止，以柏叶汤主之。

此为吐血不止者出其方也。吐血无止法，强止之，则停瘀而变证百出，惟导其归经，是第一法，详于《时方妙用》《三字经》《实在易》三书，不赘。又徐氏谓此方有用柏叶一把，干姜三片，阿胶一挺合煮，入马通汁一升服[1]。无马通以童便代之，存参。

柏叶汤方

柏叶　干姜各三两　艾三把

上三味，水五升，取马通汁一升，合煮，取一升，分温再服。《千金》加阿胶三两亦佳。

为先便后血者出其方。凡下血，先便后血，此远血也[2]，以黄土汤主之。

尤在泾云：下血先便后血者，以脾虚气寒，失其统御之权，以致胞中血海之血，不从冲脉而上行，外达渗漏于下而失守也。脾去肛门远，故曰远血。

高士宗云：大便下血，或在粪前，或在粪后；但粪从肠内出，血从肠外出；肠外出者，从肛门之宗眼出也。此胞中血海之血，不从冲脉而上行外达，反渗漏于下，用力大便，血随便出矣。

徐忠可云：下血较吐血，势顺而不逆，此病不在气也，当从腹中求责，故以先便后血，知未便时，气分不动，直至便后努责，然后下血，是内寒不能温脾，脾元不足，不能统血，脾居中土，自下焦而言之，则为远矣。故以附子温肾之阳，又恐过燥，阿胶、地黄壮阴为佐；白术健脾土之气，土得水气则生物，故以黄芩、甘草清热；而以经火之黄土与脾为类者，引之入脾，

---

〔1〕马通汁：马通即马粪。马粪同水化开，过滤澄清后即马通汁。

〔2〕远血：指出血部位远离肛门者，多在小肠与胃。表现为排便后出血。

使脾得暖气，如冬时地中之阳气，而为发生之本，真神方也。脾肾为先后天之本，调则营卫相得，血无妄出，故又主吐衄。愚谓吐血自利者，尤宜之。

愚每用此方，以赤石脂一斤，代黄土如神，或以干姜代附子，或加鲜竹茹、侧柏叶各四两。

黄土汤亦主吐衄

甘草　干地黄　白术　附子各三两，炮　阿胶三两　黄芩三两　灶中黄土半斤

上七味，以水八升煮取三升，分温三服。

为先血后便者出其方。凡下血，先血后便，此近血也[1]，以赤豆当归散主之。方见《狐惑》中。

尤在泾云：下血先血后便者，由大肠伤于湿热，热气太盛，以致胞中血海之血，不能从冲脉而上行，渗漏于下而奔。注也。大肠与肛门近，故曰近血。

为吐血、衄血、血妄行不止者出其方。病人心中之阴气不足，则阳独盛，迫其胞中血海之血，出于浊道，则为吐血；迫其胞中血海之血，出于清道，则为衄血。须以苦寒下瘀之药，降其火，火降则血无沸腾之患矣，宜泻心汤主之。

此为吐血衄血之神方也。妙在连芩之苦寒，泄心之邪热，即所以补心之不足；尤妙在大黄之通，止其血，而不使其稍停余瘀，致血愈后酿成咳嗽虚劳之根；且釜下抽薪，而釜中之水自无沸腾之患。此中秘旨，非李时珍、李士材、薛立斋、孙一奎、张景岳、张石顽、冯楚瞻辈所能窥及。《济生》用大黄、生地汁治衄血，是从此方套出。

泻心汤方

大黄二两　黄连　黄芩各一两

上三味，以水三升煮取一升，顿服之。

按：《金匮》所论血证，虽极精微，而血之原委，尚未明示，以致后人无从窥测。余阅高士宗、张隐庵书，视各家大有根据，但行文滞晦繁冗，读者靡靡欲卧，今节录而修饰之，以补《金匮》所未及。人身毛窍之内，则

---

[1] 近血：指排便时先见出血。出血部位多在乙状结肠、直肠或肛门。

有孙络，孙络之内，则有横络，横络之内，则有经焉，经与络皆有血也。其孙络横络之血，起于胞中之血海，乃冲任脉之所主。《经》云：冲脉于脐左右之动脉是也，脐下为小腹，小腹两旁为少腹，少腹者厥阴肝脏，胞中血海之所居也。以血海居膀胱之外，名曰胞中，居血海之内，故曰膀胱者，胞之室也。其血则热肉充肤，澹渗皮毛。皮毛而外，肺气主之；皮毛之内，肝血主之。盖以冲任之血，为肝所主，即所谓血海之血也。行于络脉，男子络唇口而生髭须，女子月事以时下，此血或表邪迫其妄行，或肝火炽盛，或暴怒伤肝而吐者，以致胞中之血，不充于肤腠皮毛，反从气冲而上涌于胃脘，吐此血者，其吐必多，吐虽多而不死，盖以有余之散血也。其经脉之血，则手厥阴心包主之，乃中焦取汁以奉生身之血也。行于经隧，内养其筋，外荣于脉，莫贵于此，必不可吐，吐多必死也。《经》云：阳络伤则吐血，阴络伤则便血，此血海之血也。即上所言络血，一息不运，则机针穷；一丝不续，则霄壤判，此经脉之血也。营行脉中，如机针之转环，一丝不续，乃回则不转，而霄壤判矣。是以有吐数口而即死者，非有伤于血，乃神气不续也。然高士宗以络血经血，分此证之轻重死生，可谓简括。第有从血海而流溢于中，冲脉与少阴之大络，起于肾，上循背里，心下夹脊多血，虽不可与精专者，行于经隧，以奉生身之血并重，而视散于脉外，充于肤腠皮毛之血，贵贱不同。如留积于心下，胸中必胀，所吐亦多，而或有成块者，此因焦劳所致。若屡吐不止，或咳嗽成劳怯，或伤肾脏之原，而后成虚脱，所谓下厥上竭，为难治也。喻嘉言《寓意草》以阿胶煮汤，送下黑锡丹。其有身体不劳，内无所损，卒然咯血数口，或紫或红，一咯便出者，为脾络之血。脾之大络，络于周身，络脉不与经脉和谐，则有此血，下不伤阴，内不伤经，此至轻至浅之血，不药亦愈。若不分轻重，概以吐血之法治之。如六味地黄汤、三才汤，加藕节、白芨、阿胶、黑栀子之类。致络血寒凝，变生怯弱咳嗽等病，医之过也。总而言之，治络之血，当调其荣卫，和其三焦，使三焦之气和于荣卫，荣卫之气下合胞中，气归血附，即引血归经之法也。其经脉之血，心包主之，内包心，外通脉，下合肝。合肝者，肝与心包皆为厥阴，同一气也。若房劳过度，思虑伤脾，则吐心包之血也。吐此血者，十无一生，惟药不妄投，大补心肾，重服人参。《十药神书》用人参一两，顿服。可于十中全其一二，若从血海流溢于心包而大吐，与心包之自伤而吐者有别，以由病络而涉于经，宜从治络血之法，引其归经可也。又五脏有血，六腑无血，试观剖诸兽腹中，心下夹脊包络中多血，肝内多血，心中有血，脾中有血，肺中有血，肾中有血，六腑无血。吐心脏之血者，一二口即死；吐肺脏之血者，形如血丝；吐肾脏之血者，形如赤豆，五七日必死；若吐肝脏之血，有生有死，贵乎病者能自养，医者善调治尔。脾脏之血，即前咯血是也。按：此脾络血，非脾脏血也，有因腹满而使血唾者，为脾虚不能统摄也。凡吐血多者，乃胞中血海之血，医者学不明经，指称胃家之血。夫胃为仓廪之官，受承水谷，并未有血，谓胞中血海之血，为六淫七情所迫，上冲于胃脘而出则可，若谓胃中有血则不可也。

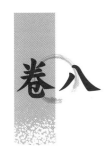

呕吐哕下利病脉证治第十七

　　夫呕吐，或谷或水或痰涎或冷沫，各不相同，今呕家因内有痈脓，与诸呕自当另看，切不可治呕，俟其痈已脓尽则呕自愈。

　　此以痈脓之呕撒开，以起下文诸呕也。

　　呕家必有停痰宿水，若先呕却渴者[1]，痰水已去，而胃阳将复。此为欲解；先渴却呕者，因热而饮水过多，热虽去而饮仍留，此为水停心下，此属饮家。新水之致呕者其一，又呕家水从呕去，本当作渴，今反不渴者，心下著，有支饮，愈动而愈出故也，此属支饮。宿水之致呕者又其一。

　　此以呕后作渴为欲解，先渴后呕为停饮，呕而不渴为支饮也。

　　问曰：病人脉数，数为热，热则当消谷引饮，而反吐者，何也？师曰：数不尽为热也。而虚者亦见数脉，以过发其汗，令阳微，膈气虚其脉乃数，此数不为胃热而为客热[2]，揆其所以不能消谷，皆胃中虚冷故也。又脉弦者，肝邪之象也，土虚而木乘之，虚则受克也。今胃气匮乏无余，朝食暮吐，变为胃反[3]。推其致病之由，寒本在于上，而医反下之，土气大伤，令脉反弦，故名曰虚。

　　此言误汗而脉数，误下而脉弦，当于二脉中认出虚寒为胃反之本也。

---

〔1〕却：这里作"后"解。

〔2〕客热：不是真热，为虚热或假热。

〔3〕胃反：病名，因其食入反出，故名。

上言数为客热，今则推言及脉微而数乎？盖寸口脉微而数，微则卫虚而无气，无气则营气随卫气而俱虚，营气随之虚则血日见不足，血不足虽见阴火之数脉，而上焦之宗气大虚，则胸中必冷。

此承上节数为客热，而推言脉微而数者为无气，而非有热也。

尤在泾云：合上二条言之，客热固非真热，不可以寒治之；胸中冷亦非真冷，不可以热治之，是皆当以温养真气为主。真气，冲和纯粹之气，此气浮则生热，沉则生冷，温之则浮热自收，养之则虚冷自化，若热以寒治，寒以热治，则真气愈虚，寒热内贼，而其病愈甚矣。

上言胃气无余，变为胃反，今且由胃而推言及脾乎？盖胃者阳也，脾者阴也。趺阳脉浮而涩，浮则为胃之阳虚，涩则为阴虚而伤在脾，脾伤则胃中所纳之谷而不能消磨，化为糟粕而出朝食暮吐，暮食朝吐，宿谷不化，不下行而上出名曰胃反。若脉和缓，其土气尚未败也。倘若邪甚而紧，液竭而涩，其病难治。

此承上节胃气无余，变为胃反，而推言其病之并在于脾也。

病人欲吐者，病势在上，不可强下之。

哕虽在上，而腹满却不在上，是病在下而气溢于上也，当视其二阴之在前在后[1]，知何部不利，以药利之而愈。

此二节，言病势之欲上欲下，宜顺其势而利导之也。哕病应归桔皮竹茹汤节中，此特举之，与上节为一上一下之对子，非错简也。

胸为阳位，呕为阴邪，使胸中阳气足以御邪，则不呕，即呕而胸亦不满，若呕而胸满者，是阳不治，而阴乘之也。以吴茱萸汤主之。

此言浊阴居阳位，呕而胸满也。

吴茱萸汤方

吴茱萸一升　人参三两　生姜六两　大枣十二枚

上四味，以水五升，煮取三升，温服七合，日三服。

有声无物谓之干呕，无物则所吐者尽是涎沫，更兼头痛者，是寒气从经上攻于头也，以吴茱萸汤主之。温补以驱浊阴，又以折逆冲之势也。

------

〔1〕前后：指大小便。

此承上节而补出吐涎沫头痛，以明此证用此汤之的对也。

李氏云：太阴少阴从足至胸，俱不上头，二经并无头痛证，厥阴经上出额，与督脉会于颠，故呕吐涎沫者，里寒也；头痛，寒气从经脉上攻也。不用桂附用吴茱萸者，以其入厥阴经故耳。余皆温补散寒之药。

阳不下交而上逆，则呕阴不上交而独走则肠鸣，其升降失常无非由于心下痞所致者，以半夏泻心汤主之。

此为呕证中有痞而肠鸣者出其方也。此虽三焦俱病，而中气为上下之枢，但治其中。而上呕下鸣之证俱愈也。

半夏泻心汤方

半夏半升，洗　黄芩　干姜　人参　甘草各二两，炙　黄连一两　大枣十二枚

上七味，以水一斗煮取六升，去滓，再煮取三升，温服一升，日三服。

干呕，胃气逆也。若下利清谷，乃肠中寒也。今干呕而下利浊粘者，是肠中热也。可知为热逆之呕，利为挟热之利，以黄芩加半夏生姜汤主之。

此言热邪入里作利，而复上行而为呕也。与《伤寒论》大同小异。

黄芩加半夏生姜汤方

黄芩　生姜各三两　甘草二两　芍药一两　半夏半升　大枣十二枚

上六味，以水一斗，煮取三升，去滓，温服一升，日再，夜一服。

有声有物为呕，有物无声为吐，诸呕吐，有寒有热，食入即吐，热也；朝食暮吐，寒也。而此则非寒非热，但觉痰凝于中，食谷不得下咽者，以小半夏汤主之。祛停饮，散气结，降逆安胃自效。

此为呕吐而谷不得下者，而出其总治之方也。

小半夏汤方见《痰饮》

呕吐而饮病在于膈上，饮亦随呕吐而去，故呕吐之后思水者，知其病已解，急以水少少与之。以滋其燥，若未曾呕吐，而先思水者，为宿有支饮，阻其正津而作渴，渴而多饮，则旧饮未去，新饮复生，法宜崇土以逐水，以猪苓散主之。

此遥承第二节之意而重申之，并出其方治也。

猪苓散方

猪苓　茯苓　白术各等分

上三味，杵为散，饮服方寸匕，日三服。

呕而心烦，心中懊侬，内热之呕也。今呕而脉弱，正气虚也。小便复利，中寒盛也。身有微热，见厥者，正虚邪盛，而阻格其升降之机也，此为表里阴阳之气不相顺接，故为难治，以四逆汤主之。

此为虚寒而呕者出其方治也。阴邪逆则为呕，阳虚而不能摄阴，则小便利，真阴伤而真阳越，则身有微热，而虚阳又不能布护周身，而见厥脉弱者，此表里阴阳气血俱虚之危候也。此证虚实并见，治之当求其本矣。

四逆汤方

附子一枚，生用　干姜一两半　甘草二两，炙

上三味，以水三升煮取一升二合，去滓，分温再服。强人可大附子一枚，干姜三两。

四逆汤，为少阴之专剂，所以救阴枢之折也。然少阴为阴枢，少阳为阳枢，病主呕，今呕而不厥发热不微者，是少阳相火之病也。以小柴胡汤主之。

此与上节，为一阴一阳之对子，少阴厥而微热，宜回其始绝之阳，少阳不厥而发热，宜清其游行之火。

小柴胡汤方

柴胡半斤　半夏半升　黄芩　人参　甘草　生姜各三两　大枣十二枚

上七味，以水一斗煮取六升，去滓再煎，取三升，温服一升，日三服。

胃主纳谷，其脉本下行，今反挟冲脉之气而上逆，名曰胃反。胃反呕吐者，以大半夏汤主之。

此为胃反证出其正方也。《千金》治胃反不受食，食入而吐。《外台》治呕，心下痞硬者，可知此方泛应曲当之妙也。俗医但言半夏治痰，则失之远矣。

大半夏汤方

半夏二升　人参三两　白蜜一升

上三味，以水一斗二升，和蜜扬之二百四十遍，煮药，取二升半，温服一升，余分再服。

又有阳明有热，大便不通，得食则两热相冲。食已即吐者，以大黄甘草汤主之。

此为食入即吐者出其方治也。东垣谓幽门不通，上冲吸门者[1]，本诸此也。《外台》治水，可知大黄亦能开脾气之闭，而使散精于肺，通调水道，下输膀胱矣。

大黄甘草汤方

大黄二两　甘草一两

上二味，以水三升煮取一升，分温再服。

胃反病为胃虚挟冲脉而上逆者，取大半夏汤之降逆，更取其柔和以养胃也，今有挟水饮而病胃反，若吐已而渴，则水饮从吐而俱出矣。若吐未已而渴，欲饮水者，是旧水不因其得吐而尽，而新水反因其渴饮而增，愈增愈吐，愈吐愈饮，愈渴愈吐，非从脾而求输转之法，其吐与渴，将何以宁，以茯苓泽泻汤主之。

此为胃反之因于水饮者而出其方治也。此方治水饮，人尽知之，而治胃反，则人未必知也，治渴，更未必知也。然参之本论猪苓散，《伤寒论》五苓散、猪苓汤，可以恍然悟矣。且《外台》用此汤治消渴脉绝胃反者，有小麦一升，更得其秘。

李氏云：五苓散治外有微热，故用桂枝，此证无表热而亦用之者，以桂枝非一于攻表之药也。乃彻上彻下，可外可内，为通行津液，和阳治水之剂也。

茯苓泽泻汤方

茯苓半斤　泽泻四两　甘草　桂枝各二两　白术三两　生姜四两

上六味，以水一升煮取三升，纳泽泻再煮，取二升半，温服八合，日三服。

前言先吐却渴为欲解者，以其水与热随吐而俱去，今吐后渴欲得水，且以水不足以止其燥，而贪饮不休者，是水去而热存也，以文蛤汤主之。方中有麻杏生姜等，除热

---

〔1〕吸门：指"会厌"。会厌覆于气管上口，发声则开，咽食则闭。也是呼吸纳气的枢纽，故称。

导水外，兼主微风，脉紧头痛。

此为吐后热渴而出其方也。

文蛤汤方

麻黄三两　杏仁五十枚　大枣十二枚　甘草　石膏　文蛤各三两

上七味，以水六升煮取二升，温服一升，汗出即愈。

干呕吐逆，胃中气逆也。吐涎沫，上焦有寒，其口多涎也。以半夏干姜散主之。

此为胃寒干呕者而出其方也。

徐忠可云：此比前干呕吐涎沫头痛条，但少头痛，而增吐逆二字，彼用茱萸汤，此用半夏干姜散，何也？盖上焦有寒，其口多涎，一也。然前有头痛，是浊阴上逆，格邪在头为疼，与浊阴上逆，格邪在胸而满相同，故俱用人参姜枣助阳，而以茱萸之苦温，下其浊阴，此则吐逆，明是胃家寒重，以致吐逆不已，故不用参，专以干姜理中、半夏降逆。谓与前浊阴上逆者，寒邪虽同，有高下之殊，特未至格邪在头在胸，则虚亦未甚也。

半夏干姜散方

半夏　干姜各等分

上二味，杵为散，取方寸匕，浆水一升半煮取七合，顿服之。

病人寒邪搏饮，结于胸中，阻其呼吸往来出入升降之机，其证似喘不喘，似呕不呕，似哕不哕，寒饮与气，相搏互击，返处心脏，欲却不能，欲受不可，以致彻心中愦愦无可奈何之状[1]，而不能明言者，以生姜半夏汤主之。

此为寒邪搏饮，似喘似呕似哕而实非者，出其方治也。

徐忠可云：喘呕哕，俱上出之象，今有其象，而非其实，是膈上受邪，未攻肺，亦不由胃，故曰胸中。又曰：彻心中愦愦无奈，彻者，通也。谓胸中之邪既重，因而下及于心，使其不安，其愦愦无可奈何。生姜宣散之力，入口即行，故其治最高，而能清膈上之邪，合半夏并能降其浊涎，故主之。与茱萸之降浊阴，干姜之理中寒不同，盖彼乃虚寒上逆，此惟客邪搏饮于至

---

〔1〕愦愦：烦乱的意思。赵刻本作"愦愦然"。

高之分耳。然此即小半夏汤，彼加生姜煎，此用汁而多，药性生用则上行，惟其邪高，故用汁而略煎，因即变其汤名，示以生姜为君也。

生姜半夏汤方

半夏半升　生姜汁一升

上二味，以水三升煮半夏取二升，纳生姜汁煮取一升半，小冷，分四服。日三夜一，呕止停后服。

彼夫初病，形气俱实，气逆胸膈间，以致干呕与哕，若手足厥者，气逆胸膈，不复行于四肢也。以橘皮汤主之。

此为哕之不虚者而出其方治也。古哕证即今之所谓呃也。要知此证之厥，非无阳，以胃不和，而气不至于四肢也。

橘皮汤方

橘皮四两　生姜半斤

上二味，以水七升煮取三升，温服一升，下咽即愈。

更有胃寒而热乘之，而作哕逆者，以橘皮竹茹汤主之。

此为哕逆之挟虚者出其方治也。

徐忠可云：此不兼呕言，是专为胃虚而冲逆为哕矣。然非真元衰败之比，故以参甘培胃中元气，而以橘皮竹茹，一寒一温，下其上逆之气，亦由上焦阳气不足以御之，乃呃逆不止，故以姜枣宣其上焦，使胸中之阳，渐畅而下达，谓上焦固受气于中焦，而中焦亦禀受于上焦，上焦既宣，则中气自调也。

橘皮竹茹汤方

橘皮二斤　竹茹二升　大枣三十枚　生姜半斤　甘草五两　人参三两

上六味，以水一斗煮取三升，温服一升，日三服。

总而言之，病证不同，而挈要之道，在气则曰阴阳，在身则曰脏腑，夫六腑之气阳也，阳气虚绝不湿于外者，手足无阳以运之，则时觉畏寒，胸中无阳以御下焦之阴，则呕吐哕之类，皆为阴逆上气，且脚下无阳气之运而生寒，寒主收引而为缩；五脏之气阴也，阴气虚绝不守于内者，则下利不禁，下利之甚者，阴脱不随阳气以运行，则手足不仁。

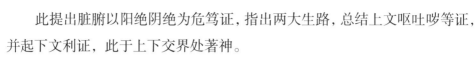

此提出脏腑以阳绝阴绝为危笃证，指出两大生路，总结上文呕吐哕等证，并起下文利证，此于上下交界处著神。

沈自南云：六腑为阳，气行于外，盖胃为众腑之原，而原气衰，阳不充于四肢，则众腑之阳亦弱，故手足寒，上气脚缩，即阳虚而现诸寒收引之象也。诸脏属阴，藏而不泻，然五脏之中，肾为众阴之主，真阳所寄之地，但真阳衰微，则五脏气皆不足，胃关不阖，泻而不藏，则利不禁，而下甚，甚者阳气脱，而阴血痹著不行，故手足不仁。此仲景本意，欲人治病以胃肾为要也。

下利证，有重轻，当以脉别之，假如下利脉沉者，主里；弦者，主急，见是脉者，则知其里急下重，脉大者为邪盛，又为病进，见是脉者为未止，微弱者，正衰而邪亦衰也。数者，阳之象也。脉微弱中而见数者，则为阳气将复，故知其利欲自止，虽下利以发热为逆证，而既得微弱中见数之脉，邪去正复，发热必自已而不死。

此以脉而别下利之轻重也。《内经》以"肠澼身热则死，寒则生"，此言虽发热不死者，以微弱数之脉，知其邪去而正将自复，热必不久而自退，正与《内经》之说相表里也。

下利手足厥冷，阳陷下，不能行于手足也。无脉者，阳陷下，不能充于经脉也。灸之，起陷下之阳，手足应温，而竟不温；然手足虽不温，而犹望其脉还为吉兆，若脉亦不还，反加微喘者，是下焦之生气，不能归元，而反上脱也，必死。所以然者，脉之元始于少阴，生于跌阳，少阴跌阳，为脉生始之根，少阴脉不至，则跌阳脉不出，故少阴在下，跌阳在上，故必少阴上合而负于跌阳者，戊癸相合[1]，脉气有根，其证为顺也。其名负，奈何？如负载之负也。

此言下利阳陷之死证而并及于脉之本原也。

下利大热而渴，则偏于阳，无热不渴，则偏于阴，皆未能即愈，若有微热而渴，则知其阴阳和也。脉弱者，则知其邪气去也。见此脉证，今自愈。

下利脉数，为热利也。若身无大热，止有微热汗出，其热亦随汗而衰矣，今自愈；设脉紧者，为表邪未衰，故为未解。

---

[1] 戊癸相合：戊指脾土，癸指肾水。

下利以见阳为吉，若脉数而渴者，是阳能胜阴，今自愈；表和热退，而脉数与渴，设不差，必圊脓血[1]，以里有热反动其血故也。下利，脾病也。弦，肝脉。脾病忌见肝脉，若下利脉反弦，似非美证，但弦中浮而不沉，兼见外证，发热，身汗者，其弦不作阴脉看，与脉数有微热汗出一例，当自愈。

下利而失气不已者，是气滞而乱，又在寒热之外，但当利其小便，小便利，则气化而不乱矣。

下利属寒者，脉应沉迟，今寸脉反浮数，其阳强可知，尺中自涩者，其阴弱可知，以强阳而加弱阴，必圊脓血。

前章既言下利脉微弱数，为欲自止，虽发热不死，此六节即承前意而言脉证虽或有参差，其内邪喜于外出，则一理也。但变热者，必见血耳。

下利清谷，为里虚气寒也，宜温其中。不可攻其表，若服表药，令其汗出，则阳虚者气不化，必胀满。

此言里气虚寒不可误汗以变胀也。

下利脉沉而迟，其为阴盛阳虚无疑矣。阳虚则气浮于上，故其人面少赤，虽身有微热，尚见阳气有根，其奈阳不敌阴，为下利清谷而不能遽止者，是阳热在上，阴寒在下，两不相接，惟以大药救之，令阴阳和，上下通，必郁冒汗出而解[2]，然虽解而病人必微厥，所以然者，其面戴阳[3]，阳在上而不行于下，下焦阳虚故也。

此言三阳之阳热在上，而在下阴寒之利，可以冀其得解。师于最危急之证，审其一线可回者，亦不以不治而弃之，其济人无已之心，可谓至矣。

下利后，中土虚也。中土虚，则不能从中焦而注于手太阴，故脉绝，土贯四旁，而主四肢，土虚则手足厥冷，脉以平旦为纪，一日一夜，终而复始，共五十度而大周于身，晬时为循环一周[4]，而脉得还。手足温者，中土之气将复，复能从中焦而注于太阴，故生；脉不还者，中土已败，生气已绝，故死。

此言生死之机，全凭于脉，而脉之根，又借于中土也。其脉生于中焦，

〔1〕圊（qīng 清）：即厕所。这里指下便。
〔2〕郁冒：指头目眩晕。
〔3〕戴阳：阳气浮越于上，出现下真寒而上假热的证候。
〔4〕晬（zuì 最）时：周时，即一昼夜。

从中焦而注于手太阴，终于足厥阴，行阳二十五度，行阴二十五度，水下百刻一周，循环至五十度，而复会于手太阴。故还与不还，必视乎晬时也。

通脉四逆汤、白通汤或加胆尿，皆神剂也。

前皆言下利，此复言利后，须当分别。

下利后^[1]，腹胀满，里有寒也。身体疼痛者，表有寒也。一时并发，当以里为急。先温其里，乃攻其表。所以然者，恐里气不充，则外攻无力，阳气外泄，则里寒转增也。温里宜四逆汤，攻表宜桂枝汤。

此为寒而下利表里兼病之治法也。

四逆汤见上

桂枝汤方

桂枝　芍药　生姜各三两　甘草二两　大枣十二枚

上五味，㕮咀，以水七升微火煮取三升，去滓，适寒温，服一升。服已须臾，啜热稀粥一升，以助药力；温覆令一时许，遍身漐漐，微似有汗者益佳；不可令如水淋漓，病必不除；若一服汗出，病瘥，停后服。

然亦有实邪之利，所谓承气证者，何以别之？下利三部脉皆平，不应胸中有病，然按之心下坚者，此有形之实证也，其初未动气血，不形于脉。而杜渐即在此时，法当急下之，宜大承气汤。

下利脉迟者，寒也。而迟与滑俱见者，不为寒，而为实也，中实有物，能阻其脉行之期也，实不去，则利未欲止，急下之，宜大承气汤。

下利脉本不滑，而反滑者，为有宿食，当有所去，下乃愈，宜大承气汤。

下利已差，至其年月日时复发者，陈积在脾，脾主信而不愆期。以前此之积病去而不尽故也。当下之，宜大承气汤。

此言下利有实邪者，不问虚实久暂皆当去之，不得迁延养患也。

大承气汤见《痉病》

然大承气外，又有小承气之证，不可不知。下利谵语者，火与阳明之燥气相合，中有燥屎也，燥屎坚结如羊屎，若得水气之浸灌不骤者，可以入其中，而润之使下，若荡涤

---

〔1〕下利后：赵刻本无"后"字。

过急，如以水投石，水去而石自若也。故不用大承气，而以小承气汤主之。

此言为下利谵语下不宜急者，出其方治也。

小承气汤方

大黄四两　枳实三枚　厚朴二两，炙

上三味，以水四升煮取一升二合，去滓，分温二服。得利即止。

下利便脓血者，由寒郁转为温热，因而动血也。以桃花汤主之。

此为利伤中气，及于血分，即《内经》阴络伤则便血之旨也。桃花汤姜、米以安中益气；赤石脂入血分而利湿热。后人以过涩疑之，是未读《本草经》之过也。

桃花汤方

赤石脂一斤，一半全用，一半研末　干姜二两　粳米一升

上三味，以水七升煮米熟，去滓，温服七合，纳赤石脂末方寸匕。日三服。若一服愈，余勿服。

热利下重者，热邪下入于大肠，火性急速，邪热甚，则气滞壅闭，其恶浊之物，急欲出而未得遽出故也。以白头翁汤主之。

此为热利之后重出其方治也。辨证全在后重，而里急亦在其中。

白头翁汤方

白头翁二两　黄连　黄柏　秦皮各三两

上四味，以水七升煮取三升，去滓，温服一升，不愈更服。

前既言下利后之厥冷矣，今更请言下利后之烦乎。下利后，水液下竭，必热上盛，不得相济，乃更端复起而作烦，然按之心下濡者，非上焦君火亢盛之烦，乃下焦水阴不得上济之烦，此所以为虚烦也，以栀子豉汤主之。

此为利后更烦者出其方治也。下利后二条，一以厥冷，一以虚烦，遥遥作对子，汉文之奥妙处，不可不细绎之。

栀子豉汤方

栀子十四枚，擘　香豉四合，绵裹

上二味，以水四升先煮栀子得二升半，内豉煮取一升半，去滓，分二服，

温进一服，得吐则愈。末八字，宜从张氏删之[1]。

屎水杂出，而色不大黄，名为下利清谷，里寒而格其外热，阳气外散而汗出阳气虚微而厥，以通脉四逆汤主之。

此为下利阴内盛而阳外亡者出其方治也。里不通于外，而阴寒内拒，外不通于里，而孤阳外越，非急用大温之剂，必不能通阴阳之气于顷刻。上言里热下利而为下重，此言里寒下利而为清谷，隔一节，以寒热作对子。

通脉四逆汤方

附子一枚，生用　　干姜二两，强人可四两　　甘草二两，炙

上三味，以水三升煮取一升二合，去滓，分温再服。

下利肺痛，紫参汤主之。

赵氏曰：大肠与肺合，大抵肠中积聚，则肺气不行；肺有所积，大肠亦不固，二害互为病。大肠病而气塞于肺者痛，肺有积者亦痛，痛必通用，紫参通九窍，利大小肠，气通则痛愈，积去则利自止。

喻氏曰：后人有疑此非仲景之方者，夫讵知胃肠有病，其所关全在肺气耶？程氏疑是腹痛。《本草》云："紫参治心腹积聚，寒热邪气[2]。"

余忆二十岁时，村中桥亭新到一方士[3]，蓬头跣足[4]，腊月冷食露卧。自言悬壶遍天下[5]，每诊一人，只取铜钱八文，到十人外，一文不取。人疑不敢服其药，间有服之者，奇效。掀髯谈今古事，声出金石[6]，观者绕于亭畔。时余在众人中，渠与余拱而立曰：我别老友二十年矣。我乐而汝苦

---

[1] 末八字，宜从张氏删之：栀子豉汤能否涌吐，历代注家有不同看法。如成无己、柯琴认为能涌吐；而张隐庵、张令韶则认为本汤不是吐剂。陈修园同意二张之说，故云"温进一服，得吐则愈"八字宜从张氏删之。张氏这里是指张隐庵。

[2] "赵氏曰"至"喻氏曰"两段：均录自《金匮要略心典》。赵氏指赵以德，喻氏指喻嘉言，程氏指程林。

[3] 方士：原指方术之士，这里指游方的人，如道士、走方医等。

[4] 蓬头跣足：头发散乱、赤脚。意思是鞋帽都没有，形容贫穷或散漫。

[5] 悬壶：古时称卖药、行医为悬壶。

[6] 声出金石：声音像钟那样洪亮，像磬那样清脆。金、石，古八音之一；金谓钟之属，石谓磬之属。

奈何？随口赠韵语百余言，皆不可解。良久又曰，士有书，农医无书，重在口传，汉人去古未远，得所传而笔之，归其名于古，即于本经中指出笔误十条，紫参其一也。南山有桔梗，似人参而松，花开白而带紫，又名紫参等语。余归而考之，与书不合，次早往问之，而其人去无踪迹矣。始知走江湖人，专好作不可解语以欺人，大概如此。渠安言之，而予不能妄听之也。今因注是方，而忆及紫参即桔梗之说，颇亦近似，姑附之以广见闻。

紫参汤方

紫参半斤　甘草三两

上二味，以水五升先煮紫参取二升，纳甘草煮取一升半，分温三服。

气利[1]，诃黎勒散主之。

沈自南云：此下利气之方也。前云当利小便，此以诃黎勒味涩性温，反固肺气大肠之气，何也？盖欲大肠之气不从后泄，则肺旺木平、气走膀胱，使小便自利，正为此通则彼塞，不用淡渗药，而小便自利之妙法也。

诃黎勒散方

诃黎勒十枚，煨

上一味，为散，粥饮和，顿服。

附　方

《千金翼》小承气汤　治大便不通，哕数谵语。方见上。

《外台》黄芩汤　治干呕下利。

尤在泾云：此与前黄芩加半夏生姜汤治同，而无芍药、甘草、生姜，有人参、桂枝、干姜，则温里益气之意居多。凡中寒气少者，可于此取法焉。其小承气汤，即前下利谵语有燥屎之法，虽不赘可也。

黄芩　人参　干姜各三两　桂枝一两　大枣十二枚　半夏半斤

上六味，以水七升煮取三升，温分三服。

次男元犀按：《金匮》此篇，论证透发无遗。惟方书所谓隔食证，指胃

---

〔1〕气利：指下利滑脱，大便随矢气而排出。

脘干枯，汤水可下，谷气不入者，《金匮》呕吐哕证中尚未论及，虽《伤寒论·厥阴篇》有干姜黄芩黄连人参汤方，治食入即吐，本论有大黄甘草汤方，治食已即吐，略陈其概，而其详则不得而闻也。先君宗其大旨，于《时方妙用》《医学实在易》二书中，引各家之说而发明之，学者当参考，而知其一本万殊、万殊一本之妙[1]。其下利一证，本论已详，参之《伤寒论》厥阴篇，则更备矣。惟方书有里急后重，脓血赤白痢证，专指湿热而言。时医用芍药汤，调气则便脓自愈，行血则后重自除等句，颇有取义，即《内经》"肠澼"之证也。但下利证以厥少热多为顺，肠澼证以身热则死寒则生立训，冰炭相反。先君于《时方妙用》而续论之，更于《实在易》书中，参以时贤伏邪之说，张隐庵奇恒之论以补之；且于发热危证云非肌表有邪，即经络不和，取用《活人》人参败毒散加苍术煎服，得汗则痢自松。又口授众门人云：痢证初起发热，宜按六经而治之。如头痛项强、恶寒恶风，为太阳证，自汗宜桂枝汤，无汗宜麻黄汤；如身热鼻干不眠，为阳明证，宜葛根汤；如目眩口苦咽干，喜呕胁痛，寒热往来，为少阳证，宜小柴胡汤；如见三阴之证，亦按三阴之法而治之。此发前人所未发也。其余详于本论，一字一珠，学者潜心而体认之，则头头是道矣。

又按：隔食证，后人以为火阻于上，其说本于论中黄芩加半夏生姜一汤，及《伤寒》干姜黄连黄芩人参汤其甘蔗汁、芦根汁，及左归饮去茯苓加当归人参地黄之类，变苦为甘，变燥为润，取其滋养胃阴，俾胃阴上济，则贲门宽展而饮食纳，胃阴下济，则幽门、阑门滋润而二便通，此从本论大半夏汤中之人参白蜜二味汤得出也。其借用《伤寒论》代赭石旋覆花汤，是又从大半夏汤之多用半夏，及半夏泻心汤得出也。《人镜经》专主《内经》之阳结谓之隔一语，以三一承气汤节次下之，令陈物去，则新物纳，亦即本论大黄甘草汤之表里也。尚于古法不相刺谬[2]，故先君于《时方妙用》《实在易》

---

[1] 一本万殊、万殊一本：可理解为，一个学术问题有多种看法，而尽管看法不同，但根本问题只有一个。

[2] 尚于古法不相刺谬：遵循古法不相矛盾。

二书中，亦始存其说，但不如《金匮》之确切耳。至于肠澼，先君又于《金匮》外，补出伏邪奇恒，更无遗义[1]。时贤张心在云："痢疾，伏邪也。夏日受非时之小寒，或贪凉而多食瓜果，胃性恶寒，初不觉其病，久则郁而为热，从小肠以传大肠，大肠喜热，又不觉其为病，至于秋后，或因燥气，或感凉气，或因饮食失节，引动伏邪，以致暴泻，旋而里急后重，脓血赤白，小腹疼痛，甚则为噤口不食之危证。当知寒气在胃，热气在肠，寒热久伏而忽发之病，用芍药汤荡涤大肠之伏热，令邪气一行，正气自能上顾脾胃，如若未效，即用理中汤以治胃中之伏寒，加大黄以泄大肠之伏热，一方而两扼其要。"但予闻之前辈云：痢疾慎用参术，亦是有本之言，务在临证以变通也。张隐庵云：《内经》之论疾病者，不及二十余篇，论奇恒之章有八，有因奇恒之下利者[2]，乃三阳并至，三阴莫当，积并则为惊，病起疾风，至如礔砺，九窍皆塞，阳气旁溢，干嗌喉塞。并于阴，则上下无常，薄为肠澼，其脉缓小迟涩，血温身热死，热见七日死。盖因阳气偏剧，阴气受伤，是以脉小沉涩，急宜大承气汤，泻阳养阴，缓则不救。医者不知奇恒之因，见脉气和缓，而用平易之剂，又何异于毒药乎？叶大观病此，误补而死。

---

[1] 先君又于……遗义：指陈修园在《医学实在易》卷二中关于奇恒痢的论述。
[2] 奇恒之下利：即奇恒痢，指异于平常的痢疾。

疮痈肠痈浸淫病脉证并治第十八

两手诸部，俱见浮数之脉，浮主表，数主热，若表邪应当发热，今不发热，而反洒淅恶寒，必其气血凝滞，即《经》所谓营气不从，逆于肉理，乃生痈肿，阳气有余，营气不行，乃发为痈是也。若有痛处，更明明可验，然而痈者，壅也，欲通其壅，当以麻黄荆芥之类，透发其凝滞之痈。师曰：诸痈肿，欲知有脓无脓，以手掩肿上，热者毒已聚，为有脓，不热者，毒不聚，为无脓。

此言痈之所由成，而并辨有脓无脓也。言外见痈之已成者，欲其溃，未成者，托之起也。

内外原不分科，分之者，以针砭刀割熏洗等法，另有传习谙练之人，士君子置而弗道，然而大证断非外科之专门者所能治也。《薛氏医案》论之最详，然以六味丸、八味丸、补中益气汤、十全大补汤、归脾汤、六君子汤、异功汤、逍遥散等剂，出入加减，若溃后虚证颇宜，其实是笼统套法，于大证难以成功。《金匮》谓浮数脉，当发热而反恶寒者，以卫气有所遏而不出，卫有所遏，责在荣之过实。止此数语寥寥，已寓痈肿之绝大治法。再参六经之见证，六经之部位，用六经之的方，无有不效。外科之专门，不足恃也。

肠痈之为病，气血为内痈所夺，不得外荣肌肤，故其身枯皱，如鳞甲之交错，腹皮虽急，而按之则濡[1]，其外虽如肿状，而其腹则无积聚，其身虽无热，而其脉则似表邪之数，此为营郁成热，肠内有痈脓，以薏苡附子败酱散主之。此痈之在于小肠也。

此为小肠痈而出其方治也。败酱一名苦菜，多生土墙及屋瓦上，闽人误为蒲公英。

薏苡附子败酱散方

薏苡仁十分　附子二分　败酱五分

上三味，杵为散，取方寸匕，以水二升煎减半，顿服，小便当下。

---

[1]濡(rú 如)：此处为柔软之意。

痛之在于大肠者，何如？大肠居于小肠之下，若肿高而痛甚者[1]，迫处膀胱，致少腹肿痞，按之即痛如淋[2]，而实非膀胱为害，故小便仍见自调，小肠为心之合，而气通于血脉，大肠为肺之合，而气通于皮毛，故彼脉数身无热，而此则时时发热，自汗出，复恶寒。再因其证而辨其脉，若其脉迟紧者，邪暴遏而营未变，为脓未成，可下之[3]，令其消散；若其脉洪数者，毒已聚而营气腐，为脓已成，虽下之，亦不能消，故不可下也。若大黄牡丹皮汤不论痛之已成未成，皆可主之。

此为大肠痛而出其方治也。

大黄牡丹汤方

大黄四两　牡丹一两　桃仁五十个　冬瓜仁半升　芒硝三合

上五味，以水六升煮取一升，去滓，纳芒硝，再煎沸，顿服之。有脓当下，如无脓当下血。

问曰：寸口脉浮微而涩，法当亡血，若汗出；设不汗出者，云何？曰：血与汗，皆阴也。微为阳弱，涩为血少。若身有疮，被刀斧所伤，而亡血，血亡而气亦无辅，此脉微而又涩之。故也。且夺血者无汗，此脉浮而不汗出之故也。

此为金疮亡血辨其脉也。

凡一切病金疮，统以王不留行散主之。

此为金疮出其总治之方也。

徐忠可云：此非上文伤久无汗之金疮方，乃概治金疮方也。故曰："病金疮，王不留行散主之。"盖王不留行，性苦平，能通利血脉，故反能止金疮血，逐痛。蒴藋亦通利气血[4]，尤善开痹；周身肌肉肺主之，桑根白皮最利肺气；东南根向阳，生气尤全，以复肌肉之生气，故以此三物甚多为君；甘草解毒和荣尤为臣；椒姜以养其胸中之阳，厚朴以疏其内结之气，芩、芍以清其阴分之热为佐；若有风寒，此属经络客邪，桑皮止利肺气，不能逐外邪，

---

〔1〕肿痛者：赵刻本作"肠痛者"。

〔2〕淋：指淋证，其症见尿频、尿急、排尿不畅或涩痛等。

〔3〕可下之：赵刻本"可下之"下有"当有血"三字。

〔4〕蒴藋（shuò diào 朔吊）：性味酸涩，有毒。治手足偏风、风湿冷痹、卒暴癥块、痛肿长肉等。（《本草纲目》卷十六）

故勿取。孙男心兰按：金疮亡血者忌发汗。以阴伤故也。若偶感风邪，其人不省，仍宜以破伤风论治，易泥于亡血之禁。

王不留行散方

王不留行十分，八月八日采　蒴藋细叶十分，七月七日采　桑东南根白皮十分，三月三日采　甘草十八分　黄芩二分　川椒三分　厚朴二分　干姜二分　芍药二分

上九味，王不留行、蒴藋、桑皮三味，烧灰存性，各别杵筛，合治之为散，服方寸匕。小疮即粉之，大疮但服之，产后亦可服。

排脓散方

枳实十六枚　芍药六分　桔梗二分

上三味，杵为散，取鸡子黄一枚，以药散与鸡黄相等，揉和令相得，饮和服之，日一服。

枳实得阳明金气以制风，禀少阴水气以清热，又合芍药以通血，合桔梗以利气，而尤赖鸡子黄之养心和脾，取有情之物，助火土之脏阴，以为排脓化毒之本也。

排脓汤方

甘草二两　桔梗三两　生姜一两　大枣十枚

上四味，以水三升煮取一升，温服五合，日再服。

此亦行气血和营卫之剂。

浸淫疮，留流不已，俗名棉花疮、杨梅疮、恶疬之类。从口起，流向四肢者，可治。以其从内走外也。从四肢流来入口者，不可治。以其从外走内也。浸淫疮，以黄连粉主之。方未见。

此为浸淫疮出其方治也。方未见，疑即黄连一味为粉外敷之，甚者亦内服之。

诸痛痒疮，皆属心火。黄连苦寒泻心火，所以主之。余因悟一方，治杨梅疮、棉花等疮甚效。连翘、蒺藜、黄芪、金银花各三钱，当归、甘草、苦参、荆芥、防风各二钱，另用土茯苓二两，以水煮汤去滓，将此汤煮药，

空心服之，十日可愈。若系房欲传染者，其毒乘肾气之虚，从精孔深入中肾，散于冲任督脉，难愈；宜加龟板入任，生鹿角末入督，黄柏入冲等药，并先用黑牵牛制末，作小丸，和烧裈散，以土茯苓汤送下，令黑粪大下后，再加前汤如神。

跌蹶手指臂肿转筋狐疝蛔虫病脉证治第十九

师曰：得病因跌而致蹶[1]，其人但能前步而不能后却[2]，当刺腨肠入二寸[3]，此太阳经伤也。

人身经络，阳明行身之前，太阳行身之后，太阳伤，故不能却也。太阳之脉，下贯腨内，刺之所以和利其经脉也。腨，足肚也。然太阳经甚多，而必刺腨肠者，以此穴本属阳明，乃太阳经络所过之处，与阳明经气会合，阳承筋间，故刺之，使太阳阳明气血相贯通利，则前后如意矣。

病人常以手指臂肿动，盖以肿而知其为湿，动而知其为风，湿盛生痰，风从火发，不易之理也。若此人身体𥄉𥄉者[4]，风痰在膈，迫处于心肺，以致心为君主，不行其所令，肺为相搏，不行其治节，泛泛无以制群动也。以藜芦甘草汤主之。

此为手臂肿动而出其方治也。手之五指，乃心、肺、包络、大小肠、三焦之所属，当依经治之。若臂外属三阳，臂内属三阴，须按其外内分治之。然亦有不必分者，取手足之太阴，以金能制木而风平，土能胜湿而疾去。又取之阳明，以调和其肌肉之气，是为握要之法。师用藜芦甘草，大抵为风疾之盛初起，出其涌剂也。

藜芦甘草汤 方未见

转筋之为病，其人臂脚直，不能屈伸，是转筋之证也。脉长直而上下行[5]，微中不和而弦，是转筋之脉也。转筋痛不能忍，甚而入腹者[6]，牵连少腹，拘急而剧痛，为肝邪直攻脾脏，以鸡屎白散主之。是方也，取其捷于去风下气，消积安脾，先清其内，徐以治其余也。

---

〔1〕跌：徐镕本及《医宗金鉴》本并作"趺"。

〔2〕却：后退。

〔3〕腨（zhuān 专）：腓肠肌，俗称小腿肚。

〔4〕𥄉𥄉：无意识地微微颤动。

〔5〕脉上下行：脉象劲急不柔和，上下活动。

〔6〕转筋入腹：即疼痛自两腿牵引少腹。

此为转筋入腹而出其方治也。

鸡屎白散方

鸡屎白为末，取方寸匕以水六合和，温服。

凡痛连少腹，皆谓之疝。古有心疝、肝疝等名，上卷有寒疝，皆是也。而此独见之外肾睾丸肿大，因前阴之间，有狐臭之气，遂别其名为阴狐疝气者[1]，其睾丸或偏左，或偏右，有小大[2]，病发时，则坠而下；病息时，则收而上。因发时息时而上下，以蜘蛛散主之。

此言寒湿袭阴，为阴狐疝气者出其方治也。后人分为七疝，曰寒疝、水疝、筋疝、血疝、气疝、癩疝、狐疝之不同。狐疝，似止七疝之一，而不知师言狐疝，以病气之腥臭，为狐之臊，所以别上卷寒疝也。方书于时时上下句误解，遂有许多附会也。

蜘蛛散方

蜘蛛十四枚，熬煎　桂枝半两

上二味为散，取八分一匕饮和服，日再服，蜜丸亦可。

问曰：病腹痛有虫，其脉何以别之？师曰：腹中痛，多由寒触其正，所谓邪正相搏，即为寒疝，寒属阴。其脉当沉，若病甚而卫气必结，脉更兼弦，兹反洪大，则非正气与外邪为病，乃蛔动而气厥也。故于此脉，而参其吐涎心痛证，而知其有蛔虫。

此言蛔虫腹痛之脉也。

蛔虫之为病，令人吐涎心痛，发作有时，毒药不止者，甘草粉蜜汤主之。

此为脏躁而为蛔痛者出其方治也。

尤在泾云：吐涎，吐出清水也。心痛，痛如咬啮，时时上下是也。发作有时者，蛔饱而静，则痛立止；蛔饥求食，则痛复发也。毒药，即锡粉、雷丸等杀虫之药。毒药者，折之以其所恶也。甘草粉蜜汤者，诱之以其所喜也。白粉即铅白粉，能杀三虫，而杂于甘草白蜜之中，诱使虫食，甘味既尽，毒性旋发，而虫患乃除，此医药之巧也。

---

[1]阴狐疝气：狐疝，谓其疝气变化莫测，如狐般难以捉摸。

[2]偏有大小：指阴囊内侧大小不同。

甘草粉蜜汤方

甘草二两　白粉一两　白蜜四两

上三味，以水三升先煮甘草取二升，去滓，纳粉蜜，搅令和，煮如薄粥，温服一升，差即止。

蛔厥者，蛔动而手足厥冷，其人当吐蛔，今病者静，而复时烦，此为脏寒，蛔上入其膈，故烦，须臾复止，得食而呕，又烦者，蛔闻食臭出，其人当自吐蛔。蛔厥者，以乌梅丸主之。

此为脏寒之蛔厥而出其方治也。谨考御纂《医宗金鉴》注："此为脏寒"之"此"字，当是"非"字。

乌梅丸方

乌梅三百个　细辛六两　干姜十两　黄连一斤　当归　川椒各四两　附子炮　桂枝　人参　黄柏各六两

上十味，异捣筛合治之。以苦酒渍乌梅一宿，去核，蒸之五升米下，饭熟捣成泥，和药令相得，纳臼中，与蜜杵二千下，丸如梧子大。先食，饮服十丸，日三服，稍增至二十丸。禁生冷滑臭等食。

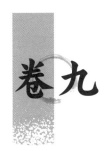

卷九

妇人妊娠病脉证治第二十

　　师曰：妇人经断后，而得平和之脉，关后为阴，其阴脉视关前稍见小弱[1]，是胎元蚀气也。其人渴，非上焦有热，乃阴火上壅也。不能食，非胃家有病，乃恶心阻食也。无寒热，外无表邪也。名曰妊娠。凡一切温凉补泻之剂，皆未尽善，惟以桂枝汤主之。于法六十日，胎已成而气干上。当有此证，设有医者，不知为孕，而误药之为施治之逆者，却一月，先见此证，若加吐下者，当明告其一误不可再误，前为药苦，兹则绝之[2]。《易》所谓勿药有喜是也。

　　尤在泾云：平脉，脉无病也。即《内经》"身有病而无邪脉"之意。阴脉小弱者，初时胎气未盛，而阴方受蚀，故阴脉比阳脉小弱，至三四月经血久蓄，阴脉始强，《内经》所谓"手少阴脉动者妊子"，《千金》所谓"三月尺脉数"是也。其人渴，妊子者，内多热也，一作呕，亦通。今妊妇二三月，往往恶阻不能食是已。无寒热者，无邪气也。夫脉无故而身有病，而又作寒热邪气，则无可施治，惟宜桂枝汤和调阴阳而已。徐氏云："桂枝汤，外证得之为解肌和营卫，内证得之为化气调阴阳也。"今妊娠初得，上下本无病，因子室有凝，气溢上下，故但以芍药一味固其阳气，使不得上溢，以桂甘姜枣扶上焦之阳，而和其胃气，但令上之阳气充，能御相侵之阴气足矣。未尝

　　〔1〕阴脉小弱：指尺部脉小弱。
　　〔2〕绝之：一般认为指停止服药。但若解作宜用药以断绝其病根，亦通。

治病，正所以治病也。否则以渴为热邪而解之，以不能食为脾不健而燥之，岂不谬哉？六十日当有此证者，谓妊娠两月，正当恶阻之时，设不知而妄治，则病气反增，正气反损，而呕泻有加矣。绝之，谓禁绝其医药也。楼全善云："尝治一妇人恶阻病吐，前医愈治愈吐，因思仲景绝之之旨，以炒糯米汤代茶，止药月余，渐安。"又一本，绝之，谓当断绝其病根，不必泥于安胎之说，而狐疑致误也，亦通。

妇人行经时经未净，或遇冷气房事，六淫邪气，冲断其经，则余血停留，凝聚成块，结于胞中，名为癥病，如宿有癥病[1]，或不在子宫，则仍行经而受孕，经断即是孕矣。乃经断未及三月，而得漏下不止[2]，胎无血以养，则辄动，若动在脐下，则胎真欲落矣。今动脐上者，此为每月凑集之新血，因癥气痼坚，阻其不入于胞之为害。其血无所入而下漏，其实非胎病也。虽然，经断原有胎与坏之异[3]，欲知其的证，必由今之三月，上溯前之三月，统共以六月为准。若妊娠六月动者，间而知其前三月经水顺利应时，而无前后参差，其经断，即可必其为胎也。若前之三月，其期经水迟早不完，便知今之下血者，乃后断三月所积之坏而非胎也。然既有胎，何以又为漏下？而不知旧血未去，则新血不能入胞养胎，而下走不止。所以血不止者，其癥不去故也，癥不去，则胎终不安，必当下其癥，以桂枝茯苓丸主之。

此为妊娠宿有癥病，而出其方治也。

桂枝茯苓丸方

桂枝　茯苓　丹皮　桃仁去皮尖，熬　芍药各等分

上五味末之，炼蜜丸如兔屎大，每日食前服一丸，不知，加至三丸。

妇人怀孕六七月，脉弦发热，有似表证，其胎愈胀，乃头与身不痛而腹痛，背不恶寒而腹恶寒，甚至少腹阵阵作冷状如被扇[4]，所以然者，子脏开，而不能阖，而风冷之气乘之之故也。夫藏开风入，其阴内胜，则其弦为阴气，而发热且为格阳矣。胎胀者，热则消，寒则开也。当以附子汤温其脏。

---

〔1〕宿有癥病：谓患者平素有癥积之病。

〔2〕漏下：月经停止后，继续下血，淋沥不净。

〔3〕坏（pēi 胚）：指凝聚的瘀血。

〔4〕少腹如扇：形容自觉少腹部寒气习习，如扇风之状。

此为胎胀少腹如扇者出其方治也。

李氏云：子脏，即子宫也。脐下三寸为关元，左二寸为胞门，右二寸为子户，昔人谓命门为女子系胞之处，非谓命门即子脏也。《金匮》明明指出少腹，何荒经者之聚讼纷纷也？

师曰：妇人有漏下者，妊娠经来，俗谓之激经也。有四五月坠胎，谓之半产，半产后，伤其血海，因续下血，都不绝者，有妊娠下血者，如前之因癥者，固有之，假令妊娠，无癥而下血，惟见腹中痛者，则为胞阻，胞阻者，胞中气血不和而阻其化育也。以胶艾汤主之。推而言之，凡妇人经水淋沥及胎阻前后下血不止者，皆冲任脉虚，阴气不守也，此方皆可补而固之。

此为胞阻者而出其方治也。然此方为经水不调、胎产前后之总方。

胶艾汤方

干地黄六两　川芎　阿胶　甘草各二两　艾叶　当归各三两　芍药四两

上七味，以水五升、清酒三升，合煎取三升，去渣，纳胶，令消尽，温服一升，日三服；不差，更作。

妇人怀孕，腹中疞痛[1]，当归芍药散主之。

此为怀妊腹中疞痛者出其方治也。

徐忠可云：疞痛者，绵绵而痛，不若寒疝之绞痛、血气之刺痛也。乃正气不足，使阴得乘阳，而水气胜土，脾郁不伸，郁而求伸，土气不调，则痛绵绵矣。故以归芍养血，苓术扶脾，泽泻泻其有余之旧水，芎劳畅其欲遂之血气。不用黄芩，疞痛因虚，则稍挟寒也。然不用热药，原非大寒，正气充则微寒自去耳。

当归芍药散方

当归　芎劳各三两　芍药一斤　茯苓　白术各四两　泽泻半斤

上六味，杵为散，取方寸匕酒和，日二服。

妊娠胃中有寒饮，则呕吐。呕吐不止，则寒且虚矣，以干姜人参半夏丸主之。

此为妊娠之呕吐不止而出其方也。半夏得人参，不惟不碍胎，且能

[1]疞（jiǎo 绞）痛：指腹中拘急绵绵而痛。

固胎。

干姜人参半夏丸方

干姜　人参各一两　半夏二两

上三味末之,以生姜汁糊为丸梧子大,饮服十丸,日三服。

妊娠小便难,饮食如故,以当归贝母苦参丸主之。

尤在泾云:小便难而饮食如故,则病不由中焦出,而又无腹满身重等证,则更非水气不行,知其血虚热郁而津液涩少也。当归补血,苦参除热,贝母主淋沥邪气,以肺之治节行于膀胱,则邪热之气除而淋沥愈矣。此兼清水液之源也。

当归贝母苦参丸方

当归　贝母　苦参各四两

上三味末之,炼蜜丸如小豆大,饮服三丸,加至十丸。

妊娠有水气,谓未有肿胀,无其形,但有其气也。水气在内,则身重小便不利,水气在外,则洒淅恶寒,水能阻遏阳气上升,故起即头眩,以葵子茯苓散主之。是专以通窍利水为主也。葵能滑胎而不忌,有病则病当之也。

此为妊娠有水气者而出其方治也。

葵子茯苓散方

葵子一升　茯苓三两

上二味,杵为散,饮服方寸匕,日二服,小便利则愈。

妇人妊娠,无病不须服药,若其人瘦而有热,恐热气耗血伤胎,宜常服当归散主之。

徐忠可云:生物者,土也。而土之所以生物者,湿也。血为湿化,胎尤赖之。故以当归养血,芍药敛阴;肝主血,而以芎藭通肝气;脾统血,而以白术健脾土;其用黄芩者,安胎之法,惟以凉血利气为主;白术佐之,则湿无热而不滞,故白术佐黄芩,有安胎之能,是立方之意,以黄芩为主也。胎产之难,皆由热郁而燥,机关不利,养血健脾,君以黄芩,自无燥热之患,故曰常服易产,胎无疾苦,并主产后百病也。

当归散方

当归　黄芩　芍药　芎䓖各一斤　白术半斤

上五味，杵为散，酒服方寸匕，日再服。妊娠常服即易产，胎无病苦，产后百病悉主之。

妊娠肥白有寒，当以温药养胎，白术散主之。

尤在泾云：妊娠伤胎，有因湿热者，亦有湿寒者，随人脏气之阴阳而各异也。当归散，正治湿热之剂；白术散，白术牡蛎燥湿，川芎温血，蜀椒去寒，则正治湿寒之剂也。仲景并列于此，其所以诏示后人者深矣。

白术散方

白术　川芎　蜀椒去汗　牡蛎各三分

上四味杵为散，酒服一钱匕，日三服，夜一服。但苦痛，加芍药；心下毒痛，倍加芎䓖；心烦吐痛，不能饮食，加细辛一两，半夏大者二十枚。服之后，更以醋浆水服之。若呕，以醋浆水服之；复不解者，小麦汁服之。已后渴者，大麦粥服之。病虽愈，服之勿置。

妇人伤胎，怀身腹满，不得小便，从腰以下重，如有水状[1]，怀身七月，太阴当养不养，此心气实，当刺泻劳宫及关元，小便微利则愈。

尤在泾云：伤胎，胎伤而病也。腹满不得小便，从腰以下重，如有水气，而实非水也。所以然者，心气实故也。心，君火也，为肺所畏；而妊娠七月，肺当养胎，心气实，则肺不敢降，而胎失其养，所谓太阴当养不养也。夫肺主气化者也，肺不养胎，则胞中之气化阻，而水仍不行矣。腹满便难身重，职是故也。是不可治其肺，当刺劳宫以泻心气，刺关元以行肾气，使小便微利，则心气降，心降而肺自行矣。劳宫，心之穴；关元，肾之穴。

徐忠可云：按仲景妊娠篇凡十方，而丸散居七，汤居三。盖汤者，荡也。妊娠当以安胎为主，则攻补皆不宜骤，故缓以图之耳。若药品无大寒热，亦不取泥膈之药，盖安胎以养阴调气为急也。

---

〔1〕如有水状：赵刻本作"如有水气状"。

妇人产后病脉证治第二十一

问曰：新产妇人有三病：一者病痉，二者病郁冒[1]，三者大便难，何谓也？

师曰：新产之妇，畏其无汗，若无汗，则营卫不和，而为发热无汗等证，似乎伤寒之表病，但舌无白胎及无头痛项强，可辨也。然虽欲有汗，又恐其血虚，气热，热则腠理开而多汗出，汗出则腠理愈开，而喜中风，血不养筋，而风又动火，故令病痉。新产之妇，畏血不行，若不行，则血瘀于内，而为发热腹痛等证，似乎伤寒里病，但舌无黄胎，又无大烦躁、大狂渴之可辨也。然虽欲血下，又恐下过多而亡血，血亡，其气无耦而外泄[2]，则复汗，气血两耗，则寒自内生，而寒多，血为阴，阴亡失守，气为阳，阳虚上厥。故令头眩目瞀，或不省人事而郁冒。新产之妇，虽欲其汗出血行，又恐汗与血过多，以致亡津液，胃干肠燥，故大便难。三者不同，其为亡血伤津则一也。

此为产后提出三病以为纲，非谓产后止此三病也。

上言新产之病其纲有三，然痉病有竹叶汤之治法，另详于后，试先言郁冒与大便难相兼之证。产妇郁冒，邪少而虚多，故其脉微弱，中虚，故呕而不能食，胃液干，故大便反坚，身无汗，但头汗出。此数证，皆郁冒中兼有之证也，究其郁冒之所以然者，血虚则阴虚，阴虚而阳气上厥，厥而必冒。冒家欲解，必大汗出。是阳气郁，得以外泄而解也，然其所以头汗奈何？以血虚为下之阴气既厥，则阳为孤阳，孤阳上出，故头汗出。又或不解，其所以然者，请再申之，盖产妇头汗既出，又喜其通身汗出而解者，亡阴血虚，阳气独盛，故当损阳令其汗出，损阳就阴，则阴阳乃平而复。须知其大便坚，不为实热，而为津少也。其呕不为胃气寒，而为胆气逆也。其不能食，不为热不杀谷，而为胃气不和也。以小柴胡汤主之。此汤为邪少虚多之对症也。

此为郁冒与大便难之相兼者，详其病因，而出其方治也。

小柴胡汤方 见《呕吐》

郁冒之病既解而能食，至七八日更发热者，然发热而不恶寒，便知其不在表，

---

[1] 郁冒：指病人郁闷昏冒。

[1] 耦（ǒu 藕）：同"偶"。

而在里矣。用能食而更发热，便知其非虚病，而为食复矣。此为胃实，宜大承气汤主之。

此言大虚之后有实证，即当以实治之也。若畏承气之峻而不敢用，恐因循致虚，病变百出，甚矣哉！庸庸者不堪以共事也。若畏承气之峻，而用谷芽、麦芽、山查、神曲之类消耗胃气，亦为害事。

大承气汤方 见《痉》

产后属虚，客寒阻滞气血，则腹中疠痛，以当归生姜羊肉汤主之；并治腹中寒疝，虚劳不足。

参各家说：疠痛者，缓缓痛也。概属客寒相阻，故以当归通血分之滞，生姜行气分之寒。然胎前责实，故当归芍药散内加茯苓泽泻，泻其水湿。此属产后，大概责虚，故以当归养血而行血滞；生姜散寒而行气滞。又主以羊肉味厚气温，补气而生血，俾气血得温，则邪自散而痛止矣。此方攻补兼施，故并治寒疝虚损，或疑羊肉太补，而不知孙真人谓羊肉止痛利产妇[1]。古训凿凿可据，又何疑哉？

当归生姜羊肉汤方 见《寒疝》

然痛亦有不属于虚者，不可不知。产后腹痛，若不烦不满，为中虚而寒动也。今则火上逆而烦气壅滞而满，胃不和而不得卧，此热下郁而碍上也，以枳实芍药散主之。

此为腹痛而烦满不得卧者出其方治也。方意是调和气血之滞，所谓"通则不痛"之轻剂也。下以大麦粥者，兼和其肝气，而养心脾，故痈脓亦主之。

枳实芍药散方

枳实烧令黑, 勿太过　　芍药各等分

上二味，杵为散，服方寸匕，日三服；并主痈脓，大麦粥下之。

师曰：产妇腹痛，法当以枳实芍药散，假令不愈者，此为热灼血干，腹中有瘀血，其痛着于脐下，非枳实芍药所能治也。宜下瘀血汤主之；亦主经水不利。

此为痛着脐下出其方治也。意者病去则虚自回，不必疑其过峻。

---

〔1〕孙真人：即孙思邈。

下瘀血汤方

大黄三两　桃仁三十个　䗪虫二十枚，去足熬

上三味末之，炼蜜和为四丸，以酒一升煮丸，取八合，顿服之。新血下如豚肝。张石顽云："加蜜以缓大黄之急也。"

然亦有不可专下其瘀者，不可不知。产后七八日，无头痛发热恶寒之太阳证，少腹坚痛，此恶露不尽；治者不外下其瘀血而已，然其不大便，烦躁发热，切脉微实，是胃家之实也。阳明旺于申酉戌，日晡是阳明向旺之时，其更倍发热[1]，至日晡时烦躁者，又胃热之验也。食入于胃，长气于阳，若不食，则已而食入则助胃之热为谵语，又胃热之验也。然又有最确之辨。昼，阳也；夜，阴也。若病果在阴，宜昼轻而夜重，今至夜间应阳明气衰之时而即稍愈，其为胃家之实热，更无疑也。宜大承气汤主之。盖此汤热与结兼祛，以阳明之热在里，少腹之结在膀胱也[2]。

此言血虽结于少腹，若胃有实热，当以大承气汤为主；若但治其血而遗其胃，则血虽去而热不除，即血亦未必能去也。此条"至夜即愈"四字，为辨证大眼目。盖昼为阳而主气，暮为阴而主血，观下节"妇人伤寒发热，经水适来，昼日明了，暮则谵语，如见鬼状者，此为热入血室"。以此数句而对面寻绎之，便知至夜则愈，知其病不专在血也。

产后中风续之，数十日不解，似不应在桂枝证之例矣，然头微疼，恶寒，时时有热，皆桂枝本证中惟一证。心下闷，邪入胸膈，为太阳之里证，其余干呕，汗出，俱为桂枝证例中本有之证，是桂枝证更进一层，即为阳旦证，桂枝汤稍为加增，即为阳旦汤。病虽久，而阳旦证续在者[3]，可与阳旦汤。

张石顽云：举此与上文承气汤为一表一里之对子，盖不以日数之多，而疑其无表证也。

愚按：此言产后阳旦证未罢，病虽久而仍用其方也。《伤寒论·太阳篇》有因加附子参其间，增桂令汗出之句，言因者，承上病证象桂枝，因取桂枝汤之原方也。言增桂者，即于桂枝汤原方外，更增桂枝二两，合共五两

---

〔1〕更倍发热：赵刻本作"再倍发热"。

〔2〕膀胱：这里泛指下焦。

〔3〕续在者：赵刻本作"续在耳"。

是也。言加附子参其间者，即于前方间，参以附子一枚也。孙真人于此数句，未能体认，反以桂枝汤加黄芩为阳旦汤，后人因之，至今相沿不解。甚哉！读书之难也。然此方《伤寒论》特笔用"令汗出"三字，大是眼目。其与桂枝加附子汤之治遂漏者，为同中之异，而亦异中之同。盖止汗漏者，匡正之功；令出汗者，驱邪之力；泛应曲当，方之所以入神也。上节里热或实，虽产七八日，与大承气汤而不伤于峻；此节表邪不解，虽数十日之久，与阳旦汤而不虑其散，此中之奥妙，难与浅人道也。丹溪谓产后惟大补气血为主，其余以末治之。又云：芍药伐生生之气。此授庸医藏拙之术以误人，不得不直斥之。

头疼恶寒，时时有热，自汗干呕，俱是桂枝证，而不用桂枝汤者，以心下闷，当用桂枝去芍药汤之法。今因产后亡血，不可径去芍药，须当增桂以宣其阳，汗出至数十日之久，虽与发汗遂漏者迥别，亦当借桂枝加附子汤之法，固少阴之根以止汗，且止汗即在发汗之中，此所以阳旦汤为<u>丝丝入扣</u>也。

阳旦汤方坊本俱作桂枝汤加黄芩。今因《伤寒论》悟出，是桂枝汤增桂加附子。

前以痉病为产后三大纲之一，然痉病皆由起于中风，今以中风将变痉而言之。产后中风，发热，面正赤，喘而头痛，此病在太阳，连及阳明，而产后正气大虚，又不能以胜邪气，诚恐变为痉证，以竹叶汤主之。

此为产后中风，正虚邪盛者，而出其补正散邪之方也。方中以竹叶为君者，以风为阳邪，不解即变为热，热甚则灼筋而成痉。故于温散药中，先以此而折其势，即杜渐防微之道也。次男元犀按：太阳之脉，上行至头，阳明脉过膈上复于面，二经合病，多加葛根。

竹叶汤方

竹叶一把　葛根三两　防风　桔梗　桂枝　人参　甘草各一两　附子一枚，炮　生姜五两　大枣十五枚

上十味，以水一斗煎取二升半，分温三服，温覆使汗出。颈项强，用大附子一枚，破之如豆大，一本作入前药扬去沫，呕者，加半夏半升洗。

张石顽云：附子恐是方后所加，治颈项强者，以邪在太阳，禁固其筋脉，不得屈伸，故用附子温经散寒。扬去沫者，不使辛热上浮之气，助其虚阳之上逆也。

妇人乳中虚[1]，烦乱呕逆，安中益气，竹皮大丸主之。

徐忠可云：乳者，乳子之妇也。言乳汁去多，则阴血不足，而胃中亦虚。《内经》云，阴者，中之守也。阴虚不能胜阳，而火上壅则烦，气上越则呕，烦而乱，则烦之甚也。呕而逆，则呕之甚也。病本全由中虚，然而药止用竹茹桂甘石膏白薇者，盖中虚而至为呕为烦，则胆腑受邪，烦呕为主病。故以竹茹之除烦止呕者为君；胸中阳气不用，故以桂甘扶阳，而化其逆气者为臣；以石膏凉上焦气分之虚热为佐；以白薇去表间之浮热为使。要知烦乱呕逆，而无腹痛下利等证，虽虚，无寒可疑也。妙在加桂于凉剂中，尤妙在甘草独多，意谓散蕴蓄之邪，复清阳之气，中即自安，气即自益。故无一补剂，而反注其立汤之本意曰"安中益气，竹皮大丸"，神哉！喘加柏实，柏每向西，得西方之气最清，故能益金，润肝木而养心，则肺不受烁，喘自平也。有热倍白薇，盖白薇能去浮热，故《小品》桂枝加龙骨牡蛎汤云："汗多热浮者，去桂加白薇、附子各三分，名曰二加龙骨汤。"则白薇之能去浮热可知矣。

竹皮大丸方

生竹茹　石膏各二分　桂枝　白薇各一分　甘草十分

上五味末之，枣肉和丸弹子大，饮服一丸，日三，夜二服。有热，倍白薇；烦喘者，加柏实一分。

凡下利病，多由湿热，白头翁之苦以胜湿，寒以除热，固其宜也。而产后下利虚极，似不可不商及补剂，但参术则恐其壅滞，苓泽则恐其伤液，惟以白头翁加甘草阿胶汤主之。诚为对证。方中甘草之甘凉清中，即所以补中；阿胶之滋润去风，即所以和血，以此治利，即以此为大补，彼治利而好用参术者，当知其所返矣。

此为产后下利虚极者而出其方治也。

---

[1]乳中：妇女在哺乳期中。

白头翁加甘草阿胶汤方

白头翁　甘草　阿胶各二两　秦皮　黄连　柏皮各三两

上六味，以水七升煎取二升半，内胶，令消尽，分温三服。

附　方

按：附方者，《金匮》本书阙载，而《千金》《外台》等书载之。其云出自《金匮》，后人别之曰附方。

《千金》三物黄芩汤　治妇人未离产所，尚在于草褥，自发去衣被露其身体而得微风，亡血之后，阳邪客入，则四肢苦烦热，然此证当辨其头之痛与不痛，若头痛者，是风未全变为热，与小柴胡汤以解之；若头不痛但烦者，则已全变为热矣，热盛则虫生，势所必至，以此汤主之。

黄芩一两　苦参二两　干地黄四两

上三味，以水六升煮取二升，温服一升。多吐下虫。

《千金》内补当归建中汤　治妇人产后虚羸不足，腹中刺痛不止，吸吸少气，或苦少腹中急，摩痛引腰背，不能食饮。产后一月日得服四五剂为善，令人强壮宜。

当归四两　桂枝　生姜各三两　芍药六两　甘草二两　大枣十二枚

上六味，以水一斗煎取三升，分温三服，一日令尽。若大虚加饴糖六两，汤成内之，于火上暖令饴消。若去血过多，崩伤内衄不止，加地黄六两，阿胶二两，合八味，汤成内阿胶。若无当归，以芎劳代之；若无生姜，以干姜代之。

徐忠可云：产后虚羸不足，先因阴虚，后并阳虚，补阴则寒凝，补阳则气壅，后天以中气为主，故治法亦出于建中，但加当归，即偏于内，故曰内补当归建中汤。谓腹中刺痛不止，血少也。吸吸少气，阳弱也。故用桂枝生姜当归之辛温，以行其营卫之气；甘草、白芍以养其脾阴之血；而以饴糖、大枣峻补中气，则元气自复，而羸者丰，痛者止也。然桂枝于阴阳内外，无所不通，尤妙得当归善入阴分，治带下之疾，故又主少腹急摩痛引腰背不能饮食者，盖带下病去，而中气自强也。曰"产后一月日得服四五剂为善"，谓宜急于此调之，庶无后时之叹。然药味和平，可以治疾，可以调补，故又曰"令人强壮宜"。其云，大虚加饴糖，以极虚无可支撑，惟大甘专以补脾，脾为五脏六腑之母，止此一条，可以得其生路也。其去血过多，崩伤内衄，加干地黄、阿胶，以其所伤原偏于阳，故特多加阴药，非产后必宜用地黄阿胶也。

妇人杂病脉证并治第二十二

　　妇人中风，七八日业已热除而身凉，而复续来寒热，发作有一定之时，因其病而问其经水已来而适断者，盖以经水断于内，而寒热发于外，虽与经水适来者不同，而此症亦名为热入血室，其血为邪所阻，则必结，结于冲任厥阴之经脉，内未入脏，外不在表，而在表里之间，乃属少阳，故使寒热往来如疟状，发作有时，以小柴胡汤主之。达经脉之结，仍借少阳之枢以转之，俾气行而血亦不结矣。

　　此为中风热入血室经水适断者，出其方治也。盖以邪既流连于血室，而亦浸淫于经络，若但攻其血，血虽去，而邪必不尽，且恐血去而邪反得乘虚而入也。故小柴胡汤解其热邪，而乍结之血自行矣。

　　热入血室，不独中风有之，而伤寒亦然，妇人伤寒，寒郁而发热，当其时经水适来，过多不止，血室空虚，则热邪遂乘虚而入之也。昼为阳而主气，暮为阴而主血，今主气之阳无病，故昼日明了，主血之阴受邪，故暮则谵语，谵语皆非习见之事。如见鬼状者，医者可于其经之适来，而定其证曰：此为热入血室。非阳明胃实所致也。既非阳明胃实，则治之者无以下药犯其胃气以及上二焦，一曰胃脘之阳，不可以吐伤之；一曰胃中之汁，不可以汗伤之，惟俟其经水尽，则血室之血，复生于胃府水谷之精，必自愈。

　　此为伤寒热入血室经水适来者详其证治也。师不出方，盖以热虽入而血未结，其邪必将自解，汗之不可，下之不可，无方之治，深于治也。郭白云谓其仍与小柴胡汤，或谓宜刺期门，犹是浅一层议论。

　　妇人中风，发热恶寒，当表邪方盛之际，而经水适来，盖经水乃冲任厥阴之所主，而冲任厥阴之血，又皆取资于阳明，今得病之期，过七日而至八日，正值阳明主气之期，病邪乘隙而入，邪入于里，则外热除其脉迟，身凉和，已离表证，惟冲任厥阴，俱循胸胁之间，故胸胁满，但病不痛，与大结胸不按自痛，小结胸按之始痛分别，究其满盛，亦如结胸之状，而且热与血搏，神明内乱，而作谵语者，此为热入血室也。治者握要而图，当刺肝暮之期门，随其实而取之。何以谓之实，邪盛则实也。

　　此承本篇第一节，而言中风热入血室之证治也。但第一节言寒热已除而续来，此言寒热方盛而并发；前言经水已来而适断，此言方病经水之适来；前言血结而为疟，此言胸胁满如结胸；前无谵语，而此其谵语，以此为别。

然亦有不在经水适来与适断，而为热入血室者，不可不知。阳明病，下血谵语者，此为热入血室，其证通身无汗，但头上汗出，当刺期门，随其实而泻之。令通身濈然汗出者愈。

此言阳明病亦有热入血室者，不必拘于经水之来与断也。但其证下血头汗出之独异也。盖阳明之热，从气而亡血，袭入胞宫，即下血而谵语，不必乘经水之来，而后热邪得以入之，彼为血去而热乘其虚而后入，此为热入而血有所迫而自下也。然既入血室，则不以阳明为主，而以冲任厥阴之血海为主。冲任，奇脉也。又以厥阴为主，厥阴之气不通，故一身无汗，郁而求通，遂于其少阳之府而达之，故头上汗出，治法亦当刺期门，以泻其实。刺已，周身濈然汗出，则阴之闭者亦通，故愈。

妇人咽中帖帖如有炙脔[1]，吐之不出，吞之不下，俗谓梅核气。病多得于七情郁气、痰凝气阻，以半夏厚朴汤主之。

此为痰气阻塞咽中者出其方治也。

徐忠可云：余治王小乙咽中每噎塞，嗽不出，余以半夏厚朴汤投之即愈。后每复发，细问之，云夜中灯下，每见晕如团五色，背脊内间酸，其人又壮盛，知其初因受寒，阴气不足，而肝反郁热，甚则结寒微动，挟肾气上冲，咽喉塞噎也。即于此方加大剂枸杞、菊花、丹皮、肉桂，晕乃渐除，而咽中亦愈。故曰男子间有之，信不诬也。

半夏厚朴汤方

半夏一升　厚朴三两　茯苓四两　生姜五两　苏叶二两

上五味，以水一斗煎取四升，分温四服，日三，夜一服。

妇人脏躁，脏属阴，阴虚而火乘之，则为燥，不必拘于何脏，而既已成躁，则病证皆同，但见其悲伤欲哭，象如神灵所作，现出心病；又见其数欠喜伸，现出肾病；所以然者，五志生火，动必关心，阴脏既伤，穷必及肾是也。以甘麦大枣汤主之。

---

〔1〕炙脔：烤肉块。《千金方》谓："咽中帖帖，如有炙肉，吐之不出，吞之不下。"

此为妇人脏躁而出其方治也。麦者，肝之谷也。其色赤，得火色而入心；其气寒，乘水气而入肾；其味甘，具土味而归脾胃。又合之甘草、大枣之甘，妙能联上下水火之气，而交会于中土也。

甘麦大枣汤方

甘草三两　小麦一升　大枣十枚

上三味，以水六升，煮取三升，分温三服。亦补脾气。

妇人吐涎沫，上焦有寒饮也。医者不与温散，而反下之，则寒内入，而心下即痞，当先治其吐涎沫，以小青龙汤主之；俾外寒内饮除，而涎沫可止，涎沫止后，乃治其痞[1]，亦如伤寒表解乃可攻里之例也。以泻心汤主之。

此为吐涎沫与痞兼见而出先后之方治也。

小青龙汤方见《肺痈》

泻心汤方见《惊悸》

妇人之病，所以异于男子者，以其有月经也。其因月经而致病，则有三大纲：曰因虚，曰积冷，曰结气，三者，或单病，或兼病，或新病，或相因而为病，或偏胜而为病，病则为诸经水断绝，此妇人之病根也。其曰诸者奈何？以经水有多少迟速及逢期则病，与大崩漏难产之后不来等证，皆可以此例之，无论病之初发，以至病有历年，大抵气不足则生寒，气寒则血亦寒，由是冷侵不去而为积气著不行而为结，胞门为寒所伤[2]，由外而入内，由内而达外，渐至经络凝坚。经水之源头受伤，则病变无穷矣。然又有上中下之分，其病在上，肺胃受之，若客寒而伤逆于胃口，则为呕吐涎唾，或寒久变热，热盛伤肺，则成肺痈，其形体之受损则一，而为寒为热，俨若两人之分[3]。病若在中，肝脾受之，邪气从中盘结，或为绕脐寒疝，或为两胁疼痛，与胞宫之脏相连，此寒之为病也。或邪气郁结为热中，热郁与水寒相搏，痛在关元，脉现出数热而身无溃烂与痛痒等疮，其肌肤干燥，状若鱼鳞，偶逢交合时着男子，非止女身。此热之为病也。所以然者何义？盖以中者，阴阳之交也，虽胞门为寒伤则一，而中气素寒者，以寒召寒，所谓邪从寒化是也。

---

[1]痞：这里指胃脘部满闷，按之柔软不痛的症状。

[2]胞门：指子宫口。

[3]损分：损耗分肉，意指肌肉消瘦。

中气素热者，寒旋变热，所谓邪从热化是也。病若在下，肾脏受之也，穷而归肾，证却未多，经候不匀，令阴中掣痛，少腹恶寒，或上引腰脊，下根气街[1]，气冲急痛，膝胫疼烦，盖以肾脏为阴之部，而冲脉与少阴之大络并起于肾故也。甚则奄忽弦冒，状如厥巅[2]，所谓阴病者，下行极而上也。或有忧惨，悲伤多嗔[3]，所谓病在阴，则多怒及悲愁不乐也。总而言之曰：此皆带下[4]，非有鬼神，言病在带脉之下为阴，非后人以不可见之鬼神为阴也。久则肌肉削而羸瘦，气不足则脉应多寒。统计十二症九痛七害五伤三痼之三十六病，千变万端，审脉阴阳，虚实紧弦，行其针药，治危得安；其虽同病，脉各异源。寻其所异之处，即为探源。子当辨记，勿谓不然。

　　此言妇人诸病所以异于男子者，全从经起也。病变不一，因人禀有阴阳，体有强弱，时有久暂而分，起处以三大纲总冒通节，中又分出上中下以尽病变，后以"此皆带下"四字，总结本节之义。至于言脉，百病皆不外"阴阳虚实"四个字，而又以弦紧为言者，盖经阻之始，大概属寒，气结则为弦，寒甚则为紧，示人以二脉为主，而参之兼脉则得耳。

　　问曰：妇人年五十所，七七之期已过，天癸当竭[5]，地道不通，今病前阴血下利数十日不止，暮即发热，少腹里急，腹满，手掌烦热，唇口干燥，何也？师曰：前言妇人三十六病，皆病在带脉之下，此病属带下。何以故？曾经半产，瘀血在少腹不去。何以知之？盖以瘀血不去，则新血不生，津液不布。其证唇口干燥，故知之。况暮热掌心热，俱属阴，任主胞胎，冲为血海，二脉皆起于胞宫，而出于会阴，正常少腹部分，冲脉挟脐上行，冲任脉虚，则少腹里急，有干血亦令腹满，其为宿瘀之证无疑。当以温经汤主之。

　　此承上节言历年血寒积结胞门之重证，而出其方治也。

　　尤在泾云：妇人年五十所，天癸已断，而病下利，似非因经所致矣。

---

〔1〕气街："气冲穴"之别名，因冲脉由此开始，故名。

〔2〕状如厥巅：赵刻本作"状如厥癫"，指昏厥、癫狂一类疾病。

〔3〕嗔（chēn 琛）：生气的意思。

〔4〕带下：泛指经、带诸病。

〔5〕天癸：这里是月经的代名词。

不知少腹旧有积血，欲行而未得遂行，欲止而不能竟止，于是下利窘急，至数十日不止，暮即发热者，血结在阴，阳气至暮，不得入于阴，而反浮于外也。少腹里急腹满者，血积不行，亦阴寒在下也。手掌烦热，病在阴，掌心亦阴也。唇口干燥，血内瘀者不外荣也。此为瘀血作利，不必治利，但去其瘀，而利自止。吴茱萸、桂枝、丹皮入血散寒而行其瘀，芎、归、芍药、麦冬、阿胶以生新血。人参、甘草、姜夏以正脾气，盖瘀久者荣必衰，下多者脾必伤也。

温经汤方

吴茱萸三两 当归 芎䓖 芍药 人参 桂枝 阿胶 丹皮 生姜 甘草各二两 半夏半升 麦冬一升

上十二味，以水一斗煮取三升，分温二服。亦主妇人少腹寒，久不受胎，兼治崩中去血，或月水来过多及至期不来。

李氏云：《内经》谓血气虚者，喜温而恶寒，寒则凝涩不流，温则消而去之。此汤名温经，以瘀血得温则行也。方内皆补养血气之药，未尝以逐瘀为事，而瘀血自去者，此养正邪自消之法也。故妇人崩淋不孕，月事不调者并主之。

妇人因经致病，凡三十六种，皆谓之带下，经水因寒而瘀，不能如期而利，以致少腹满痛，然既瘀而不行，则前经未畅所行，不及待后月之正期而先至，故其经一月再见者，以土瓜根散主之。

此为带下而经候不匀一月再见者，出其方治也。土瓜，即王瓜也，主驱热行瘀，佐以䗪虫之蠕动逐血，桂芍之调和阴阳，为有制之师。

土瓜根散方

土瓜根 芍药 桂枝 䗪虫各三分

上四味，杵为散，酒服方寸匕，日三服。

寸口脉轻按弦而重按大，弦则为阳微而递减，大则为外盛而中芤，减则阳不自振为诸寒，芤则阴不守中为中虚，寒虚相搏，此名曰革。革脉不易明，以弦减芤虚形容之，则不易明者明矣。凡妇人得革脉，气血虚也。内无以养脏腑，外无以充形体。

则胎亦无以养矣。故半产，其气不能运转而**漏下**，用旋覆花汤运气行血以主之。

此为虚寒而半产漏下者出其方治也。但此方为调气行血之用，或者病源在肝，肝以阴脏而含少阳之气，以生化为事，以流行为用，是以虚不可补，解其郁聚，即所以补。寒不可温，行其气血，即所以温欤？钱氏谓必是错简，半产漏下，气已下陷，焉有用旋覆花下气之理？两说俱存，候商。

旋覆花汤方

旋覆花三两　葱十四茎　新绛少许

上三味，以水三升，煎取一升，顿服之。

妇人陷经[1]，其血漏下不止，且血色黑亦不解，是瘀血不去，新血不生，荣气腐败，然气喜温而恶寒，以胶姜汤主之。

此为陷经而色黑者出其方治也。方未见。林亿云："想是胶艾汤，《千金》胶艾汤有干姜，似可取用。"丹溪谓："经淡为水，紫为热，黑为热极，彼言其变，此言其常也。"

妇人少腹满如敦状[2]，盖少腹，胞之室也，胞为血海，有满大之象，是血蓄也。若小便微难而不渴，可知其水亦蓄。若病作于生产之后者，此为水与血俱结在血室也，宜用水血并攻之法，以大黄甘遂汤主之。

此为水血并结在血室而为少腹满、大小便难、口不渴者，出其方治也。

大黄甘遂汤方

大黄四两　甘遂　阿胶各二两

上三味，以水三升，煮取一升，顿服。其血当下。

妇人经水久闭不至者，有虚实寒热之可辨也。有行而不畅者，为一月再见之可征也。若小腹结痛，大便黑，小便利，明知血欲行而**不肯利下**，不得以寻常行血导气，调和营卫，补养冲任之法，迂阔不效，径以抵当汤主之。

此为经水不利之属实者，出其方治也。

---

〔1〕陷经：经气下陷，即下血不止之谓。

〔2〕敦（duì　对）：是古代盛食物的器具，上下稍锐，中部肥大。这里是指少腹满而有隆起的现象。

抵当汤方

水蛭熬　虻虫熬，各三十个　桃仁三十个　大黄三两，酒浸

上四味为末，水五升，煮取三升，去滓，温服一升。

妇人经水闭而不利，其子脏因有凝滞而成坚癖，又因湿热腐变，而为下不止[1]，其凝滞维何？子脏中有干血，其下不止维何？即湿热腐变所下之白物，时俗所谓白带是也。宜用外治法。以矾石丸主之。

此为经水闭由于子脏有干血，得湿热而变成白物者，出其方治也。

矾石丸方

矾石三分，烧　杏仁一分

上二味末之，炼蜜丸枣核大，纳脏中，剧者再纳之。

妇人六十二种风，腹中血气刺痛，红蓝花酒主之。

此为妇人凡有挟风、腹中血气刺痛者，出其方治也。言血气者，所以别乎寒疝也。六十二种未详。

张隐庵云：红花色赤多汁，生血行血之品也。陶隐居主治胎产血晕，恶血不尽，绞痛，胎死腹中。《金匮》红蓝花酒治妇人六十二种风，又能主治痎疟[2]。临川先生曰[3]："治风先治血，血行风自灭。"盖风乃阳邪，血为阴液，此对待之治也。红花枝茎叶，且多毛刺，具坚金之象，故能制胜风木。夫男女血气相同，仲祖单治妇人六十二种风者，良有以也。盖妇人有余于气，不足于血，所不足者，乃冲任之血散于皮肤肌腠之间，充肤热肉，生毫毛，男子上唇口而生髭须，女人月事以时下，故多不足也。花性上行，花开散蔓，主生皮肤间散血，能资妇人之不足，故主治妇人之风，盖血虚，则皮毛之腠理不密，而易于受风也。此血主冲任，故专治胎产恶血。《灵枢经》云："饮酒者，卫气先行皮肤。"故用酒煎，以助药性，疟邪亦伏于膜原之腠理间，故能引其外出。夫血有行于经络中者，有散于皮肤外者，而所主之药，

---

〔1〕脏坚癖不止：谓胞宫内干血坚结不散。

〔2〕痎（jiē 阶）疟：即疟疾的通称。

〔3〕临川先生：宋代陈自明，临川人，著有《妇人大全良方》等书。

亦各不同，如当归、地黄、茜草之类，主养脉内之血者也，红蓝花，主生脉外之血也；川芎、芍药、丹皮、红曲之类，又内外之兼剂也。学者能体认先圣用药之深心，思过半矣。

红蓝花酒方

红蓝花二两

上一味，酒一大升煎减半，顿服一半，未止，再服。

妇人腹中诸疾痛，当归芍药散主之。

此为妇人腹中诸疾痛而出其方治也。寒热、虚实、气食等邪，皆令腹痛，谓可以就此方为加减，非其以此方而统治之也。

尤在泾云：妇人以血为主，而血以中气为主。中气者，土气也。土燥不能生物，土湿亦不能生物，芎芍滋其血，苓术泽泻治其湿，湿燥得宜，而土能生物，疾痛并蠲矣。

当归芍药散方见《妊娠》

妇人腹中痛，小建中汤主之。

此为妇人虚寒里急腹中痛者，出其方治也。

按：《伤寒论》云，阳脉涩，阴脉弦，法当腹中急痛，宜小建中汤主之；不差，更与小柴胡汤。

小建中汤方见《虚劳》

问曰：妇人病，饮食如故，烦热不得卧，而反倚息者，何也？师曰：饮食如故者，病不在胃也。烦热者，阳气不化也。倚息不得卧者，水不下行也。此名转胞[1]，不得溺也。以胞系不顺而了戾[2]，故致此病，既无兼证，但当利其小便，则胞中之气，使之下行气道，斯胞系不了戾而愈，以肾气丸主之。

此为转胞证，胞系了戾而不得溺者，出其方治也。了戾与缭戾同，言胞系缭戾而不顺，而胞为之转，胞转则不得溺也。治以此方，补肾则气化，气化则水行而愈矣。然转胞之病，亦不尽此。或中焦脾虚，不能散精归于胞，

---

〔1〕胞：指膀胱而言。

〔2〕胞系了戾：谓膀胱之系缭绕不顺。

及上焦肺虚，不能下输布于胞；或胎重压其胞；或忍溺入房，皆能致此，当求其所因而治之。

肾气丸方

干地黄八两　山茱萸　山药各四两　泽泻　丹皮　茯苓各三两　桂枝一两
附子一枚，炮

上八味末之，炼蜜和丸梧子大，酒下十五丸，加至二十丸，日再服。

妇人阴中寒，宜温其阴中，不用内服，止以药纳之，谓之坐药，蛇床子散主之。

此遥承上节令阴掣痛少腹恶寒证而出其方治也。但寒从阴户所受，不从表出，当温其受邪之处，则愈。蛇床子温以去寒，合白粉燥以除湿，以寒则生湿也。

蛇床子散方

蛇床子

上一味，末之，以白粉少许，和合相得如枣大，绵裹纳之，自然温。

少阴肾脉滑而数者，滑主湿，数主热，湿热相合，而结于阴分，故令前阴中即生疮。阴中蚀疮烂者，乃湿热之盛而生慝也[1]。以狼牙汤洗之。

此为湿热下流于前阴，阴中生疮蚀烂者，出其方治也。狼牙草味酸苦，除邪热气，疗瘙恶疮，去白虫，故取治之。若无狼牙草，以狼毒代之。

狼牙汤方

狼牙三两

上一味，以水四升，煮取半升，以绵缠筋如茧浸汤沥阴中，日四遍。

---

〔1〕慝（tè 特）：邪恶。

附：妇人阴挺论

　　阴挺证，坊刻外科论之颇详。大抵不外湿热下注为病，薛立斋以补中益气汤、加味逍遥散、六味地黄丸、知柏八味丸为主，以当归芦荟丸、龙胆泻肝汤之类为辅，可谓高人一着，而究治无一效，何也？盖为前人湿热二字误之也。予在籍时，医道颇许可于人，治疗三十七载，阅历不为不多，而阴挺证，从未一见，意者古人用心周到，不过得所闻而备其病名乎？迨辛酉以县令发直候补，公余之顷，时亦兼理斯道，方知直隶妇女[1]，十中患此病者，约有三四，甚者突出一二寸及三四寸，大如指或大如拳，其形如蛇、如瓜、如香菌、如虾蟆不一。或出血水不断，或干枯不润，或痛痒，或麻木不一，以致经水渐闭，面黄食少，羸瘦咳嗽吐血，寒热往来，自汗盗汗，病成劳伤而死。轻者但觉阴中滞碍，而无其形，或有形亦不甚显，无甚痛害，若经水匀适，尚能生育，时医名之曰瘝[2]，又名吃血劳。所用之药，均无一效，或用刀割，一时稍愈，旋且更甚。余亦尝按前人之法而治之，亦未见效。未知何故？后读《内经》《金匮》《千金》等书及各家秘藏等本，寻其言外之旨，而参以所见所闻，颇有所悟，因知此证南人不患，即偶见之，治亦易愈，北人常患，治皆罔效，自有其故。盖以南人之阴挺由于病变，书有其方，按法多效。北人之阴挺，由于气习，病象虽同，而病源则异，所以弗效。其云气习奈何？北俗日坐湿地，夜卧土炕，寒湿渐积，固不待言。男子劳动而散泄，妇人则静而常伏，至春夏以及长夏，湿得暑气之蒸，上腾有如蒸饭，妇女值经水之适来，血海空虚，虚则善受，且终日坐于湿地，而勤女红，土得人气而渐干，湿随人气以纳入，即《金匮》胞门寒伤之义。更有甚者，长夏干土，得雨之后，则土中之虫，无不蠕动，一闻血腥之气，虫头上仰，吁吸其气，虫为阴类，血为阴汗，以阴从阴，毒气并之，即为阴挺之病根。推而言之，

---

〔1〕直隶：为清代所设直隶省。
〔2〕瘝（pān 潘）：即瘝病之意。

即不坐湿地，凡妇女不用马桶，蹲于厕中而便溺，厕中为污秽幽隐之处，更多湿虫之潜伏，其毒气皆能随血腥之气而上乘之也。余家山中，每见小儿坐于湿地，多患阴茎肿胀，或作痛痒，俗谓"蚯蚓吹"也。治者揭开鸭嘴含之，以鸭喜食蚓也。或以花椒、白矾汤洗之，以椒能胜寒，矾能除湿也。知此，而阴挺之病根，更了如指掌矣。医者不察其由，止按成方以施治，无怪病日增剧。更有一种渔利之徒，以下水消肿攻毒之峻药，为丸内服；又以蟾酥、硼砂、芒硝、麝香、雄黄、冰片、阿魏、白砒之类外敷，为害更烈。余所以不忍默然而坐视也。予于此证之初患者，以五苓散料，加蜀椒、黄柏、小茴、附子、沙参、川芎、红花之类蜜丸，每服四钱，一日两服。外以花椒、苦参、苍术、槐花煎汤，入芒硝熏洗。又以飞矾六两，铜绿四钱，五味子、雄黄各五钱，桃仁一两，共为细末，炼蜜为丸，每重四钱，雄黄为衣，纳入阴中，奇效。或久而成劳，经水不利，以温经汤、肾气丸主之。而龟板、鳖甲、蒺藜之类，随证出入加减，亦有愈者，笔楮难尽。惟于《金匱》妇人杂病及全部中，属词比事，得其一言一字，以启悟机，断无不可治之证矣。

续　记

傅廉访观察清河时，其弟南安寄来慎修修园，又号慎修。医两卷，东皋四书文八卷，披阅不倦，题句云："东皋制义慎修医，万顷汪洋孰望涯。"辛酉，余到直候补，叩识于牝牡元黄之外，此一时之盛事也，亦彼时之仅事也。日者，奉委赴热河，禀辞甫出，又传入署，曰：雅著数种，俱经抄录，详加评点，但集中阙妇人阴挺一证，此证北方最多，亦最险逆而难治，必不可阙，若到热河办公，公余当续补之。予答以近日医过两人效获之故，差次繁冗之中，立论尚恐弗详，不如即于寓中走笔书之，书成呈阅，一阅一击节。又问曰："闻二十年前，患此者少，自此地种产甘薯，妇女食之，多生此疮，盖以疮形与甘薯相仿也。"余曰："此亦想当然语，其实不然。"甘薯始自闽省，俗名地瓜，性同山药，而甘味过之。闽自福清以南及漳泉二府滨海处，以此作饭，终身不生他病。《本草从新》谓其补脾胃，驱湿热，养气血、长肌肉，海滨人多寿，皆食此物之故。今薯谱极赞其功，闽人治下痢，以白蜜同煮食之，甚效。妇女患赤白带，用此法亦效，可知其利湿热之功巨也。味甘属土，土能胜湿，可知其利湿之功尤巨也。鄙意以甘薯堪为阴挺病之专药。盖以阴挺之本，不离于湿，而此为探本之治；阴挺之形，突出如瓜，而此为象形之治。患此者，令其如法服药敷药之外，又以此物代饭，其效当必更速。观察曰善。续附于前著之后，以补千古之阙，并析一时之疑，行大方便之一事。

胃气下注，不从大便为失气，而从前阴吹出而正喧[1]，谓其连续不绝，喧然有声。此谷气之实[2]，大便不通故也，以膏发煎主之。取其滋润以通大便，则气从大便而出，此通而彼塞矣。

膏发煎方

猪膏半斤　乱发如鸡子大三枚

上二味，和膏中煎之，发消药成，分再服。病从小便出。校《千金》云：太医尉史脱家婢黄病服此，胃中燥粪下便差。神验。

徐忠可云：下泄与下陷不同，下陷为虚，下泄者气从阴门而泄出，故曰阴吹。吹者，气出而不能止也。

尤在泾云：谷气实者，大便结而不通，是以阳明下行之气，不得从其故道，而乃别走旁窍也。猪膏发煎，润导大便，便通气自归矣。

小儿疳虫蚀齿方

雄黄　葶苈

上二味末之，取腊月猪脂，溶以槐枝，绵裹头四五枚，点药烙之。

附引牛痘法

按：婴儿之有痘患久矣。宋以来始有引痘一法，取痘苗吹入鼻孔，递入五脏，引毒以外出，可谓事捷而功巨矣。然犹不能操券而万全，则尽美而未尽善焉。粤东有种牛痘法，自岛夷传入。其法取牛痘为苗，此盖考诸《本草纲目》见稀痘方，用白牛虱而有悟也。至其引法，则取手少阳之经穴，一曰消烁，一曰清冷渊。按古针刺法，用尖刀拨开皮膜，将豆浆点入，满浆脱

---

〔1〕阴吹而正喧："阴吹"即前阴出声如矢气状；而声音连续不绝，便叫"正喧"。
〔2〕谷气之实：谓大便不通。

痂，无不按其常期，亦永无再出之患。所以然者，痘毒秉于先天，深藏于肾，手少阳三焦有气无形，与足少阴之肾气相通，《内经》云：少阳主肾所生病。又云：少阳属肾是也。痘浆一从少阳经点入，即能直入肾经，引肾脏深藏之毒，还按手少阳之经穴而出，故痘豆之数，适与拔点之数相符，而不别生枝节，且不用方药，而小儿之饮食嬉戏如常，真万不失一焉。此以视夫吹鼻之术，不更为尽美而尽善也哉！予莅任燕京，见是法而羡之，因又虑其术无由广，特笔之书，以附圣经之末，使传于天下后世，是亦区区保赤之婆心也夫！

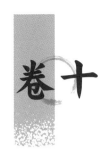

卷十

杂疗方第二十三

按：《金匮》自二十三卷至二十五卷，前贤断为后人所续，删之不使朱紫之混，确有卓识。然竟删之，恐嗜古者，有阙而不全之憾，不如姑存其说，以供参考。兹刻录其原文，不加一字注解，以分别之。

退五脏虚热，四时加减柴胡饮子方

柴胡八分　白术八分　大腹槟榔四枚，并皮子用　陈皮五分　生姜五分　桔梗七分

以上冬三月柴胡稍多。

柴胡　陈皮　大腹槟榔　生姜　桔梗　枳实

以上春三月比冬减白术，增枳实。

柴胡　白术　大腹槟榔　陈皮　生姜　桔梗　枳实　甘草

以上夏三月比春多甘草，仍用白术。

柴胡　白术　大腹槟榔　陈皮　生姜　桔梗

以上秋三月同冬三月，惟陈皮稍多。

上各㕮咀，分为三帖，一帖以水三升煎取二升，分温三服。如人行四五里进一服。如四体壅，添甘草少许。每帖分作三小帖，每小帖以水一升煮取七合，温服。再合滓为一服，重煮，都成四服。

长服诃黎勒丸方

诃黎勒三两　陈皮三两　厚朴三两

上三味末之，炼蜜丸如梧子大，酒饮服二十丸，加至三十丸。

三物备急丸方

大黄一两　巴豆一两，去皮心，熬，外研如泥　干姜一两

上药各须精新，先捣大黄、干姜为末，研巴豆内中，合治一千杵，用为散，蜜和丸亦佳，密器贮之。莫令泄气。主心腹诸卒暴百病，若中恶客忤[1]，心腹胀满，卒痛如锥刺，气急口噤，停尸卒死者[2]，以暖水苦酒服大豆许三四丸，或不可下[3]，捧头起灌令下咽，须臾当差。如未差，更与三丸，当腹中鸣，即吐下便差；若口噤，亦须折齿灌之。

治伤寒令愈不复，紫石寒食散方

紫石英十分　白石英十分　赤石脂十分　钟乳煅，十分　栝蒌根十分　防风十分　桔梗十分　文蛤十分　鬼臼十分　太乙余粮十分　干姜　附子　桂枝去皮，各四分

上十三味，杵为散，酒服方寸匕。

救卒死方

薤捣汁灌鼻中。

又方

雄鸡冠割取血，管吹内鼻中。

猪脂如鸡子大，苦酒一升，煮沸灌喉中。

鸡肝及血涂面上，以灰围四旁，立起。

大豆二七粒，以鸡子白并酒和，尽以吞之。

---

〔1〕中恶客忤（wǔ 午）：中恶，谓中邪恶鬼祟致病者。《证治准绳·杂病》："中恶之证，因冒犯不正之气，忽然手足逆冷，肌肤粟起，头面青黑，精神不守，或错言妄语，牙紧口噤，或头转运倒，昏不知人……"客忤，指邪客之气，卒犯忤人精神，以致不知所措。又小儿突受外界异物、巨响或陌生人惊吓，而发生面色青白，口吐涎沫，喘息腹痛，或惊痫等亦称客忤。

〔2〕停尸卒死：停尸，诸注家均说无从查考。卒死，即暴死之意，全句大意指危重急证，突然晕厥如死者。

〔3〕或不可下：赵刻本作"或不下"。

救卒死而壮热者方

矾石半斤，以水一斗半煎消以渍脚，令没踝。

救卒死而目闭者方

骑牛临面，捣薤汁灌耳中，吹皂角末鼻中，立效。

救卒死而张口反折者方

灸手足两爪后十四壮，饮以五毒诸膏散有巴豆者[1]。

救卒死而四肢不收失便者方

马屎一升，水三升，取二斗以洗之。又取牛洞稀粪也。一升，温酒灌口中，灸心下一寸，脐上三寸，脐下四寸，各一百壮，差。

救小儿卒死而吐利，不知是何病方

狗屎一丸，绞取汁以灌之。无湿者，水煮干者取汁。

尸厥脉动而无气，气闭不通，故静而死也。治方

菖蒲屑内鼻孔中，吹之。令人以桂屑着舌下。

又方

剔取左角发方寸，烧末酒和，灌令入喉，立起。

救卒死客忤死，还魂汤主之方

麻黄三两，去节用　杏仁去皮尖，十七个　甘草一两，炙

上三味，以水八升煎取三升，去滓，分令咽之，通治诸感忤。

又方

韭根一把　乌梅三七个　吴茱萸半升，炒

上三味，以水一斗煮之，以病人栉内中三沸[2]，栉浮者生，沉者死。煮取三升，去滓，分饮之。

救自缢死，旦至暮，虽已冷，必可治。暮至旦，小难也。恐此当言阴气盛故也。然夏时夜短于昼，又热，犹应可治。又云心下若微温者，一日以上，

---

〔1〕五毒诸膏散：五毒，指乌头、附子、蜀椒、巴豆、大黄等。诸膏散，即乌头煎、附子煎、三物备急方及温药下之者皆是。

〔2〕栉（zhì 掷）：即梳子，梳头发的用具。

犹可治之方。

徐徐抱解，不得截绳，上下安被卧之，一人以脚踏其两肩，手少挽其发当弦[1]，弦勿纵之。一人以手按揉胸上，数动之，一人摩捋臂胫，屈伸之，若已僵，但渐渐强屈之，并按其腹，如此一炊顷，气从口而出，呼吸眼开，而犹引按莫置，亦勿苦劳之。须臾可少与桂枝汤，及粥清含与之，令濡喉，渐渐能咽，及稍止，若向令两人以管吹其两耳朵好，此法最善，无不活者。

凡中暍死，不可使得冷，得冷便死，疗之方

屈草带[2]，绕暍人脐，使三两人溺其中，令温。亦可用热泥和屈草，亦可扣瓦碗底及车缸以着暍人脐[3]，令溺须得流去[4]，此为道路穷卒无汤[5]，当令溺其中，欲使多人溺，取令温，若汤，便可与之，不可泥及车缸[6]，恐此物冷，暍既在夏月，得热泥土，暖车缸，亦可用也。

救溺死方

取灶中灰两石余，以埋人，从头至足，水出七孔，即活。尝试蝇子落水而死者，因灶灰埋之自活。

治马坠及一切筋骨损方

大黄一两，切候汤成下　绯帛如手大，烧灰　乱发如鸡子大，烧灰　久用炊布单一尺，烧灰　败蒲一握三寸即蒲席也　桃仁四十九个，去皮尖熬　甘草如中指节，炙锉

上七味，以童子小便量多少煮汤成，内酒一大盏，次下大黄，去滓，分温三服。先锉败蒲席半伶，煎汤浴，衣被盖覆须臾，通利数行，痛楚立差，利及浴水赤，勿怪，即瘀血也。

---

〔1〕其发当弦：赵刻本作"其发常弦"。

〔2〕屈草带：取草绳草鞭之类，大小六寸许，屈作圆圈。

〔3〕瓦碗底：赵刻本原文"瓦碗底"下有"按"字。　暍人脐：陆注《金匮要略今释》原文无"脐"字。

〔4〕令溺：赵刻本作"取令溺"。

〔5〕穷卒无汤：高学山注本提及"穷卒"当是"仓卒"之意。

〔6〕车缸：高注本云："车缸，形容未详，不敢妄释用法。"陆注本有"程氏云，本草，车辖，一名车缸，即车轴缸辖头"之说。车缸究属何物，尚未十分清楚。

禽兽虫鱼禁忌并治第二十四

凡饮食滋味，以养于身，食之有妨，反能有害，自非服药炼液，焉能不饮食乎？切见时人不闲调摄[1]，疾疢竞起[2]，若字当作莫不因食而生，苟全其生，须知切忌者矣。所食之味，有与病相宜，有与身为害，若得宜则益体，害则成疾，以此致危，例皆难疗。凡煮药饮汁以解毒者，虽云救急，不可热饮，诸毒病得热更甚，宜冷饮之。肝病禁辛，心病禁咸，脾病禁酸，肺病禁苦，肾病禁甘。春不食肝，夏不食心，秋不食肺，冬不食肾，四季不食脾。辩曰：春不食肝者，为肝气王[3]，脾气败，若食肝，则又补肝，脾气则尤甚，不可救；又肝王之时，不可以死气入肝，恐伤魂也[4]；若非王时，即虚，以肝补之佳，余脏准此。

凡肝病自不可轻啖，自死者弥甚[5]。凡心皆为神识所舍[6]，勿食之，使人来生复其对报矣[7]，凡肉及肝落地不着尘土者[8]，不可食之。猪肉落水浮者，不可食。猪肉及鱼，若狗不食，鸟不啄者，不可食。猪肉不干[9]，火炙不动，见水自动者[10]，不可食之。肉中有如朱点者，不可食之。六畜肉[11]，热血不断者[12]，不可食之。父母及身本命肉

---

[1] 切见：殷切望见。　调摄：调护身体，做好摄生工作。

[2] 竞起：即相继而来。

[3] 王：通"旺"。

[4] 伤魂：《内经》有"肝藏魂，心藏神，脾藏意，肺藏魄，肾藏志"的记述。故曰，死气入肝则伤魂。

[5] 自死者：指自然死亡的动物。

[6] 所舍：所居住的地方。

[7] 对报：即果报之义，出自佛家。

[8] 不着尘土：《千金翼方》引《食经》云："生鱼肉投地，尘芥不着，食之伤人。"

[9] 猪肉不干：赵刻本作"诸肉不干"。

[10] 见水自动者：《巢氏病源》："凡脯炙不动，得水而动，食之亦杀人。"

[11] 六畜：马、牛、羊、鸡、犬、豕。

[12] 热血不断者：《医心方》引《食经》云："生肉若熟肉有血者，皆煞人。"

食之[1]，令人神魂不安。食肥肉及热羹，不得饮冷水。诸五脏及鱼，投地尘土不污者，不可食之。秽饭、馁肉[2]、臭鱼，食之皆伤人。自死肉，口闭者，不可食之。六畜自死皆疫死，则有毒，不可食之。兽自死北首及伏地者[3]，食之杀人。食生肉饱饮乳，变成白虫。一作血虫。疫死牛肉，食之令病洞下[4]，亦致坚积，宜利药下之。脯藏米瓮中有毒[5]，及经夏食之，发肾病。

治自死六畜肉中毒方

黄柏屑捣服方寸匕。

治食郁肉食漏脯中毒方 郁肉，密器盖之隔宿者是也。漏脯，茅屋漏下沾着者是也。

烧犬屎酒服方寸匕，每服人乳亦食，饮生韭汁三升亦得。

治黍米中藏干脯食之中毒方

大豆浓煮汁，饮之数升，即解。亦治狸肉漏脯等毒。

治食生肉中毒方

掘地深三尺，取其下土三升，以水五升煮数沸，澄清汁，饮一升，即愈。

治食六畜鸟兽肝中毒方

水浸豆豉，绞取汁服数升，愈。

马脚无夜眼者[6]，不可食之。食酸马肉不饮酒，则杀人[7]。酸当作骏。

---

〔1〕父母及身本命：《千金方》："勿食父母本命所属肉，令人命不长；勿食自己本命所属肉，令人魂魄飞扬。"意指自己生肖属牛，就不应食牛肉，这是古人所谓出于"仁慈之心"，可供参考。

〔2〕馁肉：即腐败的肉类。

〔3〕北首：兽死首北向，乃感北方阴寒惨厉之气。　伏地者：兽死伏地，四末不颠覆者，当是暴死。

〔4〕洞下：病名。其症见食已即泄，完谷不化。

〔5〕脯（fǔ　俯）：即肉干。

〔6〕无夜眼者：夜眼，在马前两尺膝上，筋之所出也。古人谓马有夜眼，故能夜行。《医宗金鉴》："凡马皆有夜眼，若无者，其形异，故勿食也。"

〔7〕不饮酒，则杀人：古人谓不饮酒则马肉汗血毒气不流行，故能杀人。孟诜曰："食马肉，毒发心闷者，饮清酒则解，饮浊酒则加。"

马肉不可热食，伤人心。马鞍下肉[1]，食之杀人。白马黑头者，不可食之。白马青蹄者，不可食之。马肉狍肉共食[2]，饱醉卧，大忌。驴马肉合猪肉食之，成霍乱。马肝及毛不可妄食，中毒害人。

治马肝中毒未死方

雄鼠屎二七粒末之，水和服，日再服。屎尖者是。

又方

人垢[3]，取方寸匕服之佳。

治食马肉中毒欲死方

香豉二两　杏仁三两

上二味，蒸一食顷，熟杵之服，日再服。

又方

煎芦根饮之良。

疫死牛，或目赤，或黄，食之大忌。牛肉共猪肉食之，必作寸白虫[4]。青牛肠，不可合犬肉食之。牛肺，从三月至五月，其中有虫如马尾，割去勿食，食则损之。牛羊猪肉，皆不得以楮木、桑木蒸炙，食之令人腹中生虫。啖蛇牛肉有毒，食之杀人。啖蛇牛何以认识？惟毛发向后顺者是也[5]。

治啖蛇牛肉食之欲死方

饮人乳汁一升，立愈。

又方

以泔水洗头，饮一升，愈。

又牛肚细切，以水一斗煎取一升，暖饮之，大汗出愈。

---

[1]马鞍下肉：古人谓此肉久渍汗血，长不透气，毒之所闭，故食之能杀人。

[2]狍肉：即猪肉。

[3]人垢（gòu 够）：《医宗金鉴》载："人垢，即人头垢也。"

[4]寸白虫：即绦虫。

[5]啖蛇牛肉有毒……是也：赵刻本作"啖蛇牛肉杀人，何以识之？啖蛇者，毛发向后顺者，是也"。

治食牛肉中毒方

甘草煮汁饮之，即解。

羊肉，其有宿热者[1]，不可食。羊肉不可共生鱼酪食之，害人。羊蹄甲中有珠子白者，名悬筋[2]，食之令人癫。白羊黑头，食其脑，作肠痈。羊肝共生椒食之，破人五脏。猪肉共羊肝和食之，令心闷。猪肉以生胡荽同食，烂人脐。猪脂不可合梅子食之。猪肉和葵食之，少气。鹿肉不可和蒲白作羹[3]，食之发恶疮。麋脂及梅李子，若妊妇食之，令子青盲，男子伤精。麋肉不可合虾及生菜梅李果食之，伤人。痼疾人不可食熊肉[4]，令终身不愈。白犬自死不出舌者，食之害人。食狗鼠余[5]，令人发瘘疮[6]。

治食犬肉不消，心下坚，或腹胀，口干大渴，心急发热，妄语如狂，或洞下方

杏仁一升，合皮熟研用

以沸汤三升，和取汁，分三服，利下肉片，大验。

妇人妊娠，不可食兔肉、山羊肉及鳖、鸡、鸭，令子无声音。兔肉不可合白鸡肉食之，令人面发黄。兔肉着干姜食之，成霍乱。凡鸟自死，口不闭，翅不合者，不可食之。诸禽肉肝青者，食之杀人。鸡有六翮四距者[7]，不可食之。乌鸡白首者，不可食之。鸡不可共胡蒜食之，滞气，一云鸡子[8]。山鸡不可合鸟兽肉食之。雉肉久食之[9]，令人瘦。鸡卵不合鳖肉

---

〔1〕宿热：指体质平素偏热的人。

〔2〕悬筋：赵刻本作"羊悬筋"。

〔3〕蒲白：陆注《金匮要略今解》引苏颂云："其中心入地白蒻，大如匕柄者，生啖之，知是蒲白及蒲蒻，一名蒲笋。"

〔4〕痼疾人：指久病难于治愈的人。

〔5〕狗鼠余：即狗鼠食剩的食物。

〔6〕瘘疮：亦称瘰疬，多生于两侧颈项，结核成串，大小不一。

〔7〕六翮（hé 河）：翮为羽翎的茎，六翮即六个羽茎。 四距（jù 拒）：距指雄鸡爪后面突出象脚趾的部分。

〔8〕鸡子：即鸡蛋。

〔9〕雉（zhì 智）：通称野鸡。

食之〔1〕。妇人妊娠，食雀肉饮酒，令子淫乱无耻。雀肉不可合李子食之。燕肉勿食，入水为蛟龙所唼〔2〕。

鸟兽有中毒箭死者，其肉有毒，解之方

大豆煮汁及盐汁，服之解。

鱼头正白如连珠至脊上，食之杀人。鱼头中无鳃者，不可食之，杀人。鱼无肠胆者，不可食之，三年阴不起，女子绝生。鱼头似有角者，不可食之。鱼目合者，不可食之。六甲日，勿食鳞甲之物。鱼不可合鸡肉食之。鱼不得合鸬鹚肉食之〔3〕。鲤鱼鲊〔4〕，不可合小豆藿食之，其子不可合猪肝食之，害人。鲤鱼不可合犬肉食之。鲫鱼不可合猴雉肉食。一云不可合猪肝食。鳀鱼合鹿肉生食〔5〕，令人筋甲缩。青鱼鲊，不可合胡荽及生葵并麦中食之〔6〕。鳅鳝不可合白犬血食之〔7〕。龟肉不可合酒果子食之。鳖目凹陷者及腹下有王字形者，不可食之。其肉不得合鸡鸭子食之。龟鳖肉不可合苋菜食之。虾无须及腹下通黑，煮之反白者，不可食之。食脍饮乳酪〔8〕，令人腹中生虫为瘕〔9〕。

食脍多不消，结为瘕病，治之方

马鞭草

---

〔1〕鸡卵：赵刻本作"鸭卵"。

〔2〕入水为蛟龙所唼：古谓蛟龙嗜燕，故祈祷家用燕召龙，能兴波祈雨。《名医别录》云："燕肉不可食，损人神气，入水为蛟龙所吞。"

〔3〕鸬鹚（lú cí 卢词）：水鸟，羽毛黑色，有绿色光泽，嘴扁而长，能游泳，善于捕鱼，南方地区多饲养来帮助捕鱼。

〔4〕鲊（zhā 楂）：腌制的鱼。

〔5〕鳀（tí 蹄）：鱼类，体长3~4寸，侧扁，腹部呈圆柱形，眼和口都大，无侧线。

〔6〕麦中：赵刻本作"麦酱"。

〔7〕鳅（qiū 蚯）：即泥鳅之类。

〔8〕脍（kuài 块）食之：脍，切得很细的肉。脍食之，在心胸间不化，吐复不出，速下除之，久成瘕病。治之方为橘皮一两、大黄二两、朴硝二两，上三味，以水一大升煮至小升，顿服即消。

〔9〕瘕（jiǎ 钾）：病名，其表现为腹部脐下有硬块，推之可移，痛无定处。

上一味，捣汁饮之。或以姜叶汁饮之一升，亦消。又可服吐药吐之。

食鱼后，食毒，两种烦乱，治之方

橘皮

浓煮汁服之，即解。

食鯸鮧鱼下毒方[1]

芦根

煮汁服之，即解。

蟹目相向，足斑目赤者，不可食之。

食蟹中毒，治之方

紫苏

煮汁饮之三升。紫苏子捣汁饮之，亦良。

又方

冬瓜汁饮三升，食冬瓜亦可。

凡蟹未遇霜，多毒，其熟者乃可食之。过白露节之后，名威熟，黄足有炒味，好食。

蜘蛛落食中，有毒，勿食之。凡蜂蝇虫蚁等集食上，食之致瘘。

〔1〕鯸鮧（hòu yí 候夷）：《医宗金鉴》："鯸鮧即河豚鱼，味美，其腹腴呼为西施乳，头无鳃，身无鳞，其肝毒血杀人，脂令舌麻，子令腹胀眼令目花，惟芦根汁能解之。"

果实菜谷禁忌并治第二十五

果子生食，生疮。生者，言未及时令也。果子落地经宿，虫蚁食之者，人大忌食之。生果停宿多日，有损处，食之伤人。一本云生采桃子多食，令人热，仍不得入水浴，令人病寒热淋沥。杏酪不熟，伤人。梅多食，坏人齿。李不可多食，令人胪胀[1]。林禽不可多食，令人百脉弱。橘柚多食，令人口爽，不知五味。梨不可多食，令人寒中[2]，金疮产妇[3]，亦不宜食。樱桃害多食，伤筋骨。安石榴不可多食，损人肺。一本云损人腹。胡桃不可多食，令人动痰饮。生枣多食，令人热渴气胀。寒热羸瘦者，弥不可食[4]，伤人。

食诸果中毒，治之方

猪骨烧过

上一味末之，水服方寸匕。亦治马肝漏脯等毒。

木耳，赤色及仰生者，勿食。菌，仰卷及赤色者，不可食。

食诸菌中毒，闷乱欲死，治之方

人粪汁饮一升，土浆饮二升，大豆煎汁饮之。服诸吐利药并解。

食枫树菌而笑不止，治之以前方。误食野芋，烦乱欲死，治之以前方。

蜀椒闭口有毒，误食之，戟人咽喉，气病欲绝，或吐下白沫，身体痹冷，急治之方

肉桂煎汁饮之。多饮冷水一二升。或食蒜。地浆，或浓者豉汁饮之，并解。正月，勿食生葱，令人面生游风[5]。二月，勿食蓼，伤人肾。三月，勿食小蒜，伤人志性。四月、八月，勿食胡荽，伤人神。五月，勿食韭，令人乏气力。

---

〔1〕胪（lú 芦）：即眼之瞳仁。

〔2〕寒中：指邪在脾胃而为里寒的病证。

〔3〕金疮：指金属利器造成的创伤，亦包括创伤所引起的脓肿病人。

〔4〕弥（mí 迷）：更加。

〔5〕游风：当是鼻疱、粉刺等。

五月五日，勿食一切生菜，发百病。六月、七月，勿食茱萸，伤神气。八月、九月，勿食姜，伤人神。十月，勿食椒，损人心，伤心脉。十一月、十二月，勿食薤，令人多唾涕。四季勿食生葵，令人饮食不化，发百病，非但食中，药中皆不可用，深宜慎之。时病差未健，食生菜，手足必肿。夜食生菜，不利人。十月勿食被霜生菜，令人面无光，目涩，心痛腰疼，或发心疟[1]，疟发时，手足十指爪皆青，困委[2]。葱韭初生芽者，食之伤人心气。饮白酒，食生韭令人病增。生葱不可共蜜食之，杀人，独颗蒜弥忌。枣和生葱食之，令人病。生葱和雄鸡白犬肉食之，令人七窍经年流血。食糖蜜后，四日内食生葱韭，令人心痛。夜食诸姜葱蒜等，伤人心。芜菁根多食[3]，令人气胀。薤不可共牛肉作羹食之，成瘕病，韭亦然。莼多食[4]，动痔疾。野苣不可同蜜食之[5]，作内痔。白苣不可共酪同食，作䘌虫[6]。黄瓜多食，发热病。葵心不可食，伤人。叶尤冷，黄背赤茎者，勿食之。胡荽久食之，令人多忘。病人不可食胡荽及黄花菜[7]。芋不可多食，动病。妇娠食姜，令子余指[8]。蓼多食，发心痛。蓼和生鱼食之，令人夺气，阴咳疼痛[9]。芥菜不可共兔肉食之，成恶邪病。小蒜多食，伤人心力。

食躁式躁方 式字，当是或字，即今之食后时或恶心，欲吐不吐之病也。

豉浓煎汁饮之。

---

〔1〕心疟：《素问·刺疟论》："心疟者，令人烦心甚，欲得清水，反寒多，不甚热。"

〔2〕困委：即困倦委顿。

〔3〕芜菁：草本植物，叶狭长，有缺刻，花黄色，块根肉质，白色或红色，扁球形或长形，可作蔬菜食用。

〔4〕莼（chún 纯）：多年生水草，浮生于水面，茎和叶表面有黏液，可作汤吃。

〔5〕苣（qǔ 曲）：多年生野草，花黄色，茎叶嫩时可以食用。

〔6〕䘌（hè 核）：一种虫类。

〔7〕黄花菜：高学山注，《金匮》作"黄花菜"。

〔8〕余指：即多指头。

〔9〕阴咳：指夜咳。

钩吻与芹菜相似[1]，误食之杀人，解之方

荠苨八两

上一味，水六升煎取二升，分温服之。

菜中有水莨菪[2]，叶圆而光，有毒，误食之，令人狂乱如中风，或吐血，治之方

甘草煮汁，服之即解。

春秋二时，龙带精入芹菜中，人偶食之为病，发时手青腹满，痛不可忍，名蛟龙病，治之方

硬糖二三升[3]

上一味，日两度服。吐出如蜥蜴三五条，瘥。

食苦瓠中毒，治之方

黎秕煮取数服之[4]，解。

扁豆，寒热者，不可食之。久食小豆，令人枯燥。食大豆屑，忌啖猪肉。大麦，久食令人作㿀[5]。白黍米不可同饴蜜食，亦不可合葵食之。菽麦面[6]，多食之令人发落。盐，多食伤人肺。食冷物，冰人齿。食热物，勿饮冷水。饮酒食生苍耳，令人心痛。夏月大醉汗流，不得冷水洗着身及使扇，即成病。饮酒大忌灸腹背，令人肠结。醉后勿饱食，发寒热。饮酒食猪肉，卧秫稻穰

---

〔1〕钩吻：钩吻有数种，古人说法不一，藤本之外，草本、木本，黄精叶及芹叶，凡五种，皆是误食可以中毒。据陆渊雷云："钩吻一名野葛，一名故蔓草，一名断肠草，乃蔓生植物，岭南多有之。《外台》所谓绝似茶者也，其似芥似芹似黄精者，皆别种小草，而亦有毒。"

〔2〕水莨菪：陆渊雷谓："此草生水旁，其毒如莨菪，故名水莨菪。"历代以来，许多药学家将此草与水草混解，自当区别。

〔3〕硬糖：当是胶饴之稠硬者。

〔4〕黎秕（ráng 囊）：黎字当是"黍"字。赵开美及徐熔、俞桥诸本并作为"黎"。陈修园氏引述未加纠正。《肘后方》云："苦瓠毒，煮黍秕令浓，饮汁数升佳。"秕，黍秕即高粱茎子之去皮，其中软白部分。

〔5〕㿀：赵刻本作"癣"。癣，查考《康熙字典》，即俗"疥"字。

〔6〕菽（shū 叔）：豆的总称。菽"字，陆注《金匮》作"菽"，与"荞"字同义。

中^[1]，即发黄。食饴多，饮酒大忌。凡水及酒照见人影动者，不可饮之。醋合酪食之，令人血瘕。食白米粥，勿食生苍耳，成走疰^[2]。食甜粥已，食盐即吐。犀角箸搅饮食，沫出及浇地愤起者，食之杀人。

饮食中毒烦满，治之方

苦参三两　苦酒一升半

上二味，煎三沸，三上三下，服之吐食出，即瘥。或以水煮亦得。又犀角汤亦佳。

贪食，食多不消，心腹坚满痛，治之方

盐一升　水二升

上二味，煎冷盐消，分三服。当吐食出，即瘥。

矾石，生入腹，破人心肝，亦禁水。商陆以水服，杀人。葶苈子傅头疮，药气入脑，杀人。水银入人耳及六畜等，皆死。以金银着耳边，水银则出。苦楝，无子者杀人。

凡诸毒，多是假毒以损元，知时宜煮甘荠苨汁饮之^[3]。通治诸毒药。

---

〔1〕秫（shū 叔）：即高粱。

〔2〕疰（zhù 注）：通"注"。疰，有灌注和久住之意，多指具有传染性和病程长的慢性病，例如劳瘵病。

〔3〕多是假毒……饮之：高注及陆注《金匮》一作"多是假药以投无知，时宜煮甘荠苨汁饮之"，一作"多是假药以投，无知时宜煮甘荠苨汁饮之"。

跋

　　丰习举子业时，窃有志于医。闻修园夫子名敬而慕之，以未得受业为憾。岁庚辰夫子年老归田，著《伤寒浅注》并《长沙方歌》梓行于世。丰奉读之下，如观水而极之沧溟，登山而陟乎泰岱。沉潜玩索，自谓寻其可途辙而得其会归。然仍以未亲受业为憾。岁壬午，丰得拜见夫子，忝附门墙，夫子出所著《金匮要略浅注》十卷，命丰读之。领受之余，益见夫子之高且大也。其苦心于济世活人之术，岂浅鲜哉！岁乙未，中道分离，泰山无仰，嗣君灵石继其志，述其事，日夜参校，不惮切磋磨琢之功。又谨遵夫子遗命，续后函歌括而韵注之，分为六卷，俱付黎枣，合为全璧。庶不没夫子一世之苦心云尔。

受业林礼丰　谨跋